준비된
사람만
누릴 수 있는

100세
건강시대

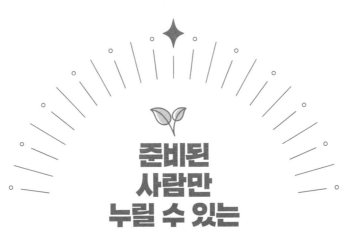

준비된
사람만
누릴 수 있는

100세
건강시대

제4권

| 성인병과 다이어트 |

뉴스1 편집국 • 글

뉴스 **1**

● 차례

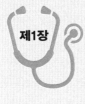

제1장 성인병을 알리는 신호들

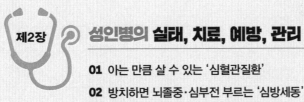

제2장 성인병의 실태, 치료, 예방, 관리

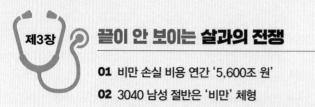

제3장 **끝이 안 보이는 살과의 전쟁**

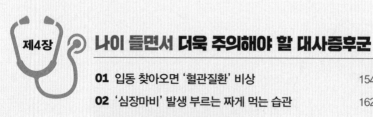

제4장 **나이 들면서 더욱 주의해야 할 대사증후군**

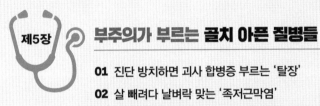

제5장 부주의가 부르는 골치 아픈 질병들

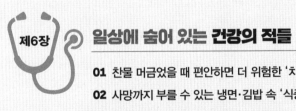

제6장 일상에 숨어 있는 건강의 적들

　과학과 의학의 발달에 힘입어 이제 100세 수명은 점점 더 일상이 되어 가고 있다. 하지만 인류가 정복하지 못한 질병 분야가 아직은 더 많다. 암과 성인병이 그 대표적인 분야로, 이와 관련된 질병들은 우리 주변에 도사리며 호시탐탐 우리의 건강을 위협하고 있다.

　급격한 산업화와 서구화된 식습관, 운동 부족, 스트레스 증가 등으로 현대인들은 암과 성인병에 더욱 노출되어 있다. 산업화, 도시화, 고령화 등으로 인해 전 세계적으로 암 환자 수가 증가하고 있다. 고령화 사회로 진입하면서 고혈압, 당뇨병, 심혈관질환 등 만성질환인 성인병 환자 수도 급증하고 있다.

　암 치료는 장기간에 걸쳐 큰 비용이 소요되기 때문에 환자와 가족에게 큰 경제적 부담을 안긴다. 또한 환자에게 심리적인 충격을 주고, 치료 과정에서 신체적 기능이 저하되어 삶의 질이 크게 떨어질 수 있다. 성인병 역시 뇌졸중, 심근경색 등 합병증을 발생시켜 일상생활이 불편해지고 삶의 질이 저하될 수 있다.

암은 비정상적인 세포의 무한 증식으로 인해 발생하는 질환이며, 성인병은 고혈압, 당뇨병, 고지혈증, 비만 등 생활습관과 밀접한 관련이 있는 만성질환이다. 유전적인 요인도 있지만, 대부분은 잘못된 식습관, 운동 부족, 스트레스 등이 주요 원인이다. 즉, 근본적인 생활습관 교정을 통해 암과 성인병의 접근으로부터 우리 몸을 지킬 수 있다.

암과 성인병에 걸리면 완치가 어려운 경우가 많지만, 조기 발견을 통해 회복을 꾀함은 물론 적절한 관리로 남은 삶도 충분히 건강하게 유지하며 살 수 있다. 이를 위해 건강한 생활습관을 실천하고 정기적인 건강검진을 통해 질병을 예방하는 것이 가장 중요하다. 따라서 이와 관련된 각종 질병에 대한 정보가 그 어느 때보다 요구된다.

뉴스1의 『100세 건강시대』는 이러한 시대적 요구에 부응해 선보이는 건강 지침서 시리즈다. 2023년 1권과 2권이 먼저 출간돼 호평받았고, 이에 힘입어 이번에 3권과 4권을 출간했다. 단순히 질병의 종류와 정보를 나열하는 것을 넘어, 실생활에서 적용할 수 있는 유용한 건강 관리 방법까지 제시하는 내용을 담고 있다.

이 책의 여러 강점 중 가장 눈에 띄는 것은 의료 전문가의 자문을 바탕으로 검증된 정보를 제공한다는 점이다. 특히 이번에는 '암'과

'성인병'을 주로 다루며 이와 관련된 질병의 특징, 증상, 치료, 예방 등 유용한 정보를 소개한다. 전문적인 내용을 누구나 이해할 수 있도록 쉽고 명확하게 설명하고 있다.

치료가 어렵거나 각별한 주의가 필요한 만성적인 질병들은 신체 기능을 저하시키고 실생활에도 많은 제약을 준다. 이러한 제약은 우리의 삶에 큰 좌절감과 정신적인 고통을 안긴다. 더 나아가 같이 생활하는 가족을 비롯한 주변 사람들에게도 고통과 스트레스를 준다.

암과 성인병은 개인의 건강뿐만 아니라 가족과 사회 전체에 큰 영향을 미치는 심각한 질환이다. 조기 발견과 예방을 위한 노력이 무엇보다 중요하며 건강한 생활습관을 유지하고 정기적인 건강검진을 통해 질병을 예방해야 한다. 또한 건강에 문제가 발생할 경우 질병에 대한 정확한 정보를 바탕으로 의사와 적극적으로 소통하고 치료에 참여해야 한다.

이 책의 기획 목적은 위험한 질병에 대해 경계심을 가지고 올바른 생활습관을 통해 건강하게 100세 시대를 살아갈 수 있도록 하려는 것이다. 또한 이러한 질병에 노출될 가능성을 줄이고, 노출됐더라도 회복에 대한 가능성과 희망을 제시해 삶에 대한 긍정적인 의지를 잃지 않도록 하려는 것이다.

건강은 단순히 질병이 없는 상태를 넘어 활기차고 행복한 삶을 위한 필수 요소다. 더군다나 100세를 살아야 하는 것이 숙명이 된 우리에게 단순히 오래 사는 것보다는 건강하게 오래 사는 것이 무엇보다도 중요해졌다. 이처럼 100세 시대를 영위하기 위해서는 우리 각자의 마음가짐을 바로 세워야 함은 물론 실생활에서 실천할 수 있는 세심한 준비가 필요하다.

100세 시대는 단순히 수명이 늘어난 것이 아니라 삶의 질을 높여야 하는 시대다. 이 책은 이러한 질 높은 100세 시대를 살아가는 독자들에게 건강한 삶을 위한 동기를 부여한다. 의료인으로서 많은 사람이 이 책을 통해 유용한 정보를 얻고, 건강한 삶을 향한 목표를 세우고, 100세 시대를 건강하게 살아가는 즐거움 속으로 첫발을 내딛기를 기대한다.

중앙대학교광명병원 암병원장
김이수

2023년 8월 말 기준 우리나라에서 100세 넘게 장수하고 있는 노인은 1만 935명(남성 2,230명, 여성 8,705명)이다. 100세를 사는 것이 일상이 되어가고 있다. 고령화 시대를 넘어 2025년이면 초고령화 시대 진입을 앞두고 있다.

인간의 수명이 100살까지 연장되면서 삶의 방식과 사회 구조가 근본적으로 변화하는 과정에 있다. 60세에 은퇴하고 짧은 노후를 보내는 삶이 아니라, 100세까지 건강하고 활기차게 살아가는 것이 새로운 표준이 되는 시대다. 장수가 가능해진 물리적, 사회적 환경이 조성되고 있는 가운데 개인의 건강 관리가 큰 변수로 작용하고 있다.

오늘날 과학과 의학의 발달과 더불어 100세 시대는 누구에게나 주어지는 기회가 됐다. 하지만 이 기회를 누구나 누릴 수 있는 것은 아니다. 평소에 꾸준한 자기 관리와 건강한 습관으로 준비가 돼 있는 사람이라면 100세 삶의 대열에 설 수 있지만, 그렇지 못한 사람이라면 100세 삶의 대열에서 낙오할 수 있다.

최근 인간의 수명이 더 길어졌다고는 하지만 건강한 삶까지 함께 길어진 것은 아니다. 각종 질병이나 질환에 노출될 위험은 오히려 더 커졌다. 특히 고혈압, 당뇨병, 심혈관질환 등 만성질환에 시달리는 사람이 늘고 있다. 또한 다양한 원인에 따른 암도 해마다 환자 수가 증가하고 있다. 여기에 치매, 파킨슨병 등 뇌 기능이 저하되는 퇴행성 질환도 고령자들을 괴롭히고 있다.

이에 따라 일상에서 건강함을 유지하며 오래 살기 위한 행동의 실천이 어느 때보다 강하게 요구되고 있다. 즉, 꾸준한 식단 관리와 운동 등을 통해 강한 기초 체력을 갖춰야 하는 것이다. 이와 함께 생활습관 개선을 통해 질병의 접근 가능성을 최대한 줄여야 한다. 또한 정기적인 검진을 통해 발병 원인을 조기에 차단하거나 발견하는 일도 중요하다.

이러한 건강한 삶을 가꾸는 행동의 실천에는 중요한 대전제가 있다. 그것은 정확한 의학 상식에 기초한 행동이어야 한다는 것이다. 이러한 관점에서 뉴스1의 『100세 건강시대』 시리즈의 출간은 의료인의 한 사람으로 무척 반가운 일이다. 지난해 1권과 2권이 출간된 데 이어 이번에 3권과 4권을 선보이며 더욱 다양하고 풍부한 기초

건강 정보와 의료 관련 상식을 담고 있어 독자들의 큰 호응이 예상된다.

최근 인터넷을 중심으로 소셜네트워크서비스(SNS)와 동영상 사이트를 보면 각종 의료 정보와 건강 상식을 내세우는 콘텐츠를 만날 수 있다. 장수를 부르는 생활습관, 다이어트와 식이요법, 운동법, 각종 질병의 증상과 예방법 등 건강 정보가 홍수처럼 넘쳐난다. 이는 사람들의 건강에 관한 관심이 그만큼 높아졌고 건강 정보에 대한 수요가 늘었다는 것을 의미한다.

하지만 과연 그 모든 정보가 과학적으로 검증된 것이냐는 점에서는 의료인으로서 걱정이 앞선다. 잘못된 의학 정보가 사람들에게 전달될 경우 파생되는 역효과는 질병보다 더 무섭기 때문이다. 이러한 점에서 정확한 뉴스를 보도하고 정보를 전하는 것을 사명으로 삼는 언론사인 뉴스1이 『100세 건강시대』 시리즈를 출간한다는 것은 그 의미가 크다고 할 수 있다.

이 책은 뉴스1이 지난 2021년부터 연재 중인 '100세 건강' 기사를 엮은 것이다. 우리가 살아가면서 만날 수 있는 일상적인 질병, 발병은 드물지만 경계할 필요가 있는 희귀 질병, 그리고 각종 질병의 접근을 차단하는 데 필요한 생활습관, 질환자들에게 필요한 다양한 최신 의료 정보까지 의학 담당 전문 기자들이 취재한 내용을 다양하게 다루고 있다. 또한, 각각의 정보를 주제별로 정리하고 의료 전문가들의 신뢰성 있는 조언과 자문을 곁들이고 있다는 점이 큰 특징이다.

최근 지구촌을 휩쓸었던 전대미문의 코로나19 사태는 과학과 의학이 아무리 발달해도 인간이 여전히 질병에 얼마나 쉽게 노출되고 약해질 수 있는지를 잘 보여준다. 또한, 건강을 지키는 데는 우리 각자의 건강에 대한 일상의 관심, 예방 노력, 그리고 질병에 걸렸을 때의 대처 행동을 미리 알려 주는 정보가 무엇보다 중요하다는 점도 일깨운다. 이러한 점에서 이 책은 우리가 온전한 건강으로 100세의 삶을 살도록 안내하는 길라잡이 역할을 수행하는 데 손색이 없다.

이 책의 메시지는 분명하다. 장수의 시대가 다가오고 있지만 누구나 다 건강하게 오래 살 수 있는 것은 아니라는 점이다. 이 책을 통해 평소 건강에 대한 지속적인 관심을 가지고, 미리 자기 몸을 잘 관리하고, 질병이 다가오지 않도록 대비 태세를 갖추지 않으면 100세의 삶의 대열에서 낙오한다는 점을 깨닫게 되기를 바란다. 또한, 방대한 내용을 취재하느라 애쓴 일선 기자 분들의 노고에 감사드리며 이 책을 나와 내 가족의 건강을 지켜주는 건강 지침서로 삼아 항상 곁에 두기를 강력히 추천한다.

서울시의사회장
황규석

김재원 서울대학교병원 산부인과 교수

산부인과 교수로서 다양한 환자들과 만나며, 올바른 건강 정보의 중요성을 절감한다. 뉴스1의 『100세 건강시대』 시리즈는 신뢰할 수 있는 데이터와 자료를 기반으로 올바른 건강 정보의 길라잡이가 되어준다. 이 도서를 통해 많은 독자가 정확한 정보를 바탕으로 건강 관리를 실천하고, 또 필요에 따라 상황에 맞는 적절한 치료를 받게 되기를 기대한다.

한정우 연세암병원 소아혈액종양과 교수

100세 시대에는 운동, 식사 등 건강한 생활습관 유지와 함께 질병을 조기에 의심할 수 있는 튼튼한 건강 지식이 필요하다. 뉴스1은 각 분야 전문가들과 함께 장수 사회에 필요한 다양한 건강 정보 기사를 게재하고, 이를 책으로 엮어 출간하고 있다. 이 책은 우리 몸 여러 장기에 대한 증상, 일상 대처, 그리고 치료법까지 신뢰성 있는 의학적 근거를 바탕으로 자세히 설명하고 있다. 이 생생한 정보가 모두의 건강 길잡이가 되기를 바란다.

문영규 은평성모병원 심장혈관흉부외과 교수

이제 100세 혹은 그 이상 사는 것은 결코 어려운 일이 아니다. 내가 얼마나 건강에 관심을 갖고 관리를 하느냐가 나의 수명을 결정될 수도 있다. 누구든 100세 이상 살고 싶은 것이 당연하다. 하지만 어떻게 살아야 할까? 『100세 건강시대』는 우리가 알고 싶은 건강 지식을 아주 잘 정리한 책이다. 나와 내 가족의 오랜 건강을 위해서 이 책을 꼭 읽어 보는 것을 추천한다.

유쾌한 가천대 길병원 혈액내과 교수

암 환우와 그 가족들은 지푸라기라도 잡고 싶은 심정으로 인터넷 사이트, SNS, 유튜브 건강 채널들을 두루 찾아본다. 하지만 의학 관련 정보 중 상당수는 출처가 불분명하고 부정확하다. 특히 발생 빈도가 드문 혈액암 같은 경우는 그 정도가 더 심하다. 이러한 정보 과잉 시대에 전문가의 검증된 정보를 전하는 『100세 건강시대』 시리즈의 역할은 매우 중요하다. 많은 독자가 『100세 건강시대』 시리즈를 통해 다양한 질환에 대한 검증된 의학 지식을 얻을 수 있기를 기대한다.

신갑수 서울성모병원 종양내과 교수

건강과 관련된 다양한 주제를 각 분야의 전문가들과 함께 고민하여 쉽게 풀어낸 『100세 건강시대』 시리즈의 출간을 진심으로 축하한다. 건강에 대한 혜안은 꾸준한 관심과 노력이 쌓여 만들어진다. 이 책의 올바른 정보와 실천 가능한 조언들이 독자들의 일상에 깊이 스며들어 100세까지 건강한 삶을 영위할 수 있게 되기를 바란다.

김종원 중앙대학교병원 외과 교수

『100세 건강시대』는 포괄적이고 통찰력 있는 건강 지침서로, 장기적인 건강 유지에 관한 귀중한 정보를 제공해 주고 있다. 이 책은 증거 기반 권장 사항을 통해 현대인에게 가장 문제가 되고 만성질환의 씨앗인 비만을 포함한 다양하고 중요한 건강 문제를 효과적으로 다루고 있다. 이 때문에 더 건강한 미래를 위해 남녀노소 모든 사람이 꼭 읽어야 할 필독서로 권한다.

김수동 동아대학교병원 비뇨의학과 교수

의학이 끊임없이 발전하고 있는 가운데, 개인의 건강 관리 중요성은 그 어느 때보다도 강조되고 있다. 이런 때 뉴스1의 『100세 건강 시대』 시리즈는 현대인의 필수 건강 지침서다. 이 책은 다양한 주제에 걸쳐 깊이 있는 정보와 최신 연구 결과를 담아내고 있으며, 바쁜 일상 속 현대인에게 필요한 체계적이고 실용적인 조언을 제공한다. 건강을 연구하고 지키는 사람으로서, 이 책이 독자들이 건강한 삶을 유지하고 100세 시대를 준비하는 데 작은 나침반이 되어줄 것으로 믿어 의심치 않는다.

김병욱 가톨릭대학교 인천성모병원 의생명융합연구원장,
소화기내과 교수

오늘날에는 다양한 미디어를 통해 건강에 대한 지식이 넘쳐난다. 그런 가운데 특히 건강 관련 책은 검증된 지식과 신뢰할 수 있는 내용이 가장 중요하다. 이에 부응해 일반인들에게 꼭 필요한 건강 상식을 전하던 '100세 건강' 코너의 기사들이 책으로 엮여 출간된다는 것은 무척 반가운 일이다. 이 책이 우리나라 국민의 건강 생활에 필요한 필독서가 되었으면 한다.

'호모 헌드레드(Homo Hundred)'라는 용어가 있다. 인간이 100세 넘게 사는 것이 보편화되는 시대가 현실이 되어가고 있음을 의미한다. 단순히 수명이 길어진 것이 아니라 건강을 잘 유지하며 오래오래 잘 사는 삶을 의미한다.

유엔이 2009년 '세계인구고령화(World Population Aging)' 보고서에서 처음 이 용어를 사용한 이후, 2000년에는 6개에 불과했던 평균수명 80세를 넘는 국가가 지난 2020년에는 30개국을 넘어섰다. 바야흐로 본격적인 '호모 헌드레드 시대'가 바짝 다가온 것이다.

전 세계의 100세 이상 인구는 2021년 34만 3,000명에서 2050년에는 320만 명으로 약 10배가량 증가할 것으로 보인다. 우리나라도 예외는 아니다. 통계청 인구동향조사와 인구총조사에 따르면, 우리나라는 100세 이상의 고령인구가 2017년 3,943명, 2018년 4,249명,

2019년 4,874명, 2020년 5,624명으로 점차 증가하는 추세다.

100세 시대를 촉진하는 것은 의학, 과학, 기술, 경제, 산업 등의 발달이다. 넘쳐나는 먹을 것, 건강 정보와 지식, 첨단 의료 기술이 유사 이래 최고의 풍요로움을 뒷받침하고 있다.

하지만 수명이 전보다 좀 늘었다고 해서 우리 앞에 마냥 장밋빛 인생이 펼쳐지는 것은 아니다. 우리는 그 어느 때보다 많은 질병의 위협 속에서 살아가고 있다.

노화에 따른 질병은 어쩔 수 없다고 해도, 아이러니하게도 우리 시대의 많은 질병은 우리가 창조한 풍요로움과 무관하지 않다. 현대인들은 고혈압, 당뇨병, 뇌졸중 등 각종 성인병에 노출되어 있으며, 생명을 위협하는 암에 대한 공포에도 시달리고 있다. 또한, 잘못된 생활습관으로 인해 유발되는 질병도 많다. 현대인치고 만성적인 건강 문제 한두 개쯤 달고 사는 것은 드문 일이 아니다. '무병장수'가 아니라 '유병장수'인 셈이다. 따라서 보다 정확하게 각종 질병에 대처하기 위한 건강 상식과 정보가 필수적이다.

100세의 삶이 누구에게나 당연하게 실현되는 것은 아니다. 평소 건강관리가 제대로 된 사람만이 건강하고 오랜 삶을 누릴 수 있다. 이 책은 바로 삶의 양과 질이 모두 중요해진 시대를 살아가는 데 필요한 지식과 정보를 담은 건강 지침서다.

건강에 관심을 가지고 평소 자기 건강을 꾸준하게 잘 관리하는 오로지 '준비된 사람'만이 '100세 건강시대'라는 문명의 혜택을 누릴 수 있다. 이 메시지를 전하는 것이 이 책의 목적이다.

건강 관리의 출발은 무엇보다도 올바른 건강 정보의 획득이다. 엄청나게 많은 정보의 홍수 속에서도 공신력 있고, 실제로 생활 속에서 실천 가능한 정보를 가려내고 활용하는 것이 중요하다.

이에 뉴스1은 2021년부터 본격적인 100세 시대의 흐름에 누구든 합류하도록 돕기 위해 '100세 건강'이라는 코너를 통해 건강 관련 기사들을 연재하며 독자들의 큰 호응을 받아왔다. 이 책은 그 기사들로 기획된 시리즈다.

이 시리즈는 일상에서 접하는 다양한 질병을 다루고 있다. 각종 질병의 현황, 증상, 원인, 대처법, 예방법 등을 소개하고, 전문의의 설명도 곁들여 알찬 정보를 전한다.

주요 내용은 암과 성인병, 여성 질환, 계절성 질환, 노화, 정신 질환, 기타 질병 등으로 구성돼 있다. 또한, 몸이 보내는 건강의 적신호를 비롯해 건강을 유지하고 관리하는 데 필요한 운동법, 식사법, 생활습관 등도 소개한다.

가장 큰 특징은 다루고 있는 각각의 질병마다 분야별 의료기관이나 의료 전문가들의 견해를 인용하고 있다는 사실이다. 이는 독자들이 속설이나 그릇된 상식이 아닌 과학적으로 검증된 정확한 의학 정보를 바탕으로 자신의 건강을 관리하는 데 보탬이 될 것이다.

이제 얼마나 오래 사느냐보다 어떻게 잘 오래 사느냐가 더 중요한 이슈다. 누구든 문명 발달에 따른 장수의 혜택을 맘껏 누리면서도 인간의 존엄성을 유지하고, 생산적이며, 가치 있는 삶을 사는 것이 인생의 지향점이 되어야 한다. 이를 위해 일상에서 질병이 발생할 수 있는 위험 요소를 충분히 인식하고 대비하는 것이 중요하다.

이 책에는 우리 주변에서 흔히 볼 수 있는 다양한 질병의 현황과 많은 전문적인 의학 정보와 건강 정보가 담겨 있다. 그럼에도 내용은 무겁지도, 지루하지도 않다. 책 전반에 실려 있는 다양한 그래픽과 도표 등 시각 자료는 글의 내용에 대한 이해를 돕는다. 곁에 두고 가볍게 읽으면서도 건강에 관한 생활 밀착형 정보를 얻을 수 있다.

이 책은 '100세 삶의 시대', '호모 헌드레드 시대'의 여정을 함께하는 데 유용한 동반자다. 일상의 벗처럼 가까이 두고 시간 나는 대로 틈틈이 읽으며 건강 상식을 쌓아간다면 건강 관리의 유용한 지침이 될 것이다. 아울러 보다 활기 있고 가치 있는 삶을 오래도록 이어가는 데 필요한 통찰과 혜안을 얻게 될 것이다.

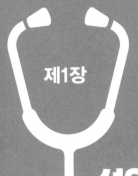

제1장

성인병을
알리는
신호들

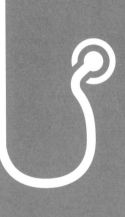

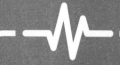

01
고혈압 환자
1,260만 명 시대

고혈압 환자들은 반드시 의사 처방대로
약을 챙겨 먹어야 한다

●

| 의학 자문 인용 |

박창규 고려대학교 구로병원 심혈관센터 교수

"노화가 진행되면
혈관은 점점 경직되고 탄성이 줄며
좁아진 혈관의 저항력이 강해져
혈압이 오른다."

고혈압 환자가 빠르게 증가하고 있다. 장수, 식습관 서구화, 운동 부족 등이 주된 원인으로 꼽힌다. 고혈압 환자는 고령층뿐만 아니라 2030 젊은층에서도 눈에 띄게 늘어나고 있다. 연령대가 어떻든 다른 질병이 있든 고혈압 환자는 혈압약을 잘 챙겨 먹으라는 것이 의료진의 조언이다.

혈압약 복용을 규칙적으로 하지 않으면 규칙적으로 복용하는 경우보다 뇌졸중이나 심부전 같은 심혈관질환의 발생 위험이 30% 더 높아진다는 연구 결과도 있다. 30대 환자 중 혈압이 조절되는 환자는 10명 중 2명도 채 되지 않아, 이들이 약 복용에 소홀했음을 짐작할 수 있다.

대한고혈압학회 회장을 맡고 있는 박창규 고려대학교 구로병원 심혈관센터 교수는 "생활습관 개선과 약물치료 병행이 중요하다"며 "자신의 건강을 위해 약을 꾸준히 먹으며, 건강한 일상을 누려달라"고 당부한다.

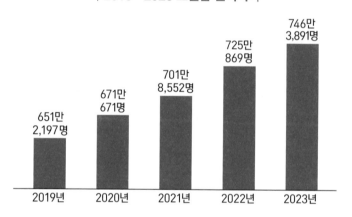

| 2019~2023 고혈압 환자 수 |

자료: 건강보험심사평가원

혈압은 제대로 관리하지 않으면 심혈관질환 위험이 커진다. 수축기 혈압이 140mmHg 이상이거나 이완기 혈압이 90mmHg 이상이라면, 둘 중 하나만 해당이 되더라도 고혈압으로 진단된다. 젊다면 더 강화된 기준이 적용되는데, 의료진은 수축기 130mmHg 이상 또는 이완기 90mmHg 이상인 경우 고혈압 치료가 필요하다고 판단한다.

건강보험심사평가원에 따르면, 2018년에 약 627만 명이던 우리나라의 고혈압 환자 수는 2022년에는 약 725만 명까지 늘었다. 박 교수는 "혈관은 노화의 진행에 따라 점점 딱딱해지고 탄성이 줄어 피가 지나는 길이 좁아지고, 이에 따라 혈관의 저항력이 강해지면서 혈압이 오른다"고 말한다. 2025년 초고령사회로 진입하는 우리나라는 고혈압 환자 수도 늘 수밖에 없다.

이상지질혈증 및 당뇨병 등 추가 위험인자도 있다면 혈관 노화 현상이 더 빨라진다. 국가건강검진이 활성화되고, 혈압계가 어디든 흔히 배치된 덕에, 자신이 고혈압이라는 것을 알게 되는 경우도 많다. 2030 젊은층 환자도 점차 증가하고 있다. 2017년 19만 5,767명에서 2021년 25만 2,938명으로 약 30% 늘어났다.

하지만 박 교수는 관리 수준이 좋지 못하다고 우려한다. 그는 "환자 연령별 조절률은 19~29세 8%, 30~39세 15.2%, 40~49세 35.2%, 50~59세 50.4%, 60~69세 61% 순이다"며 "젊을수록 질환 인지율과 조절률 모두 낮고, 30대 환자 중 혈압이 조절되는 비율은 10명 중 2명도 안 된다"고 설명한다.

관리를 잘못하면 혈관은 압력을 이겨내려 혈관 벽을 두껍게 만드는데, 결국 동맥경화증으로 이어진다. 박 교수는 "방치하면 심혈관질환 위험이 훨씬 커진다"며 "특히 젊은 나이면 비교적 오랫동안 혈관 손상 기간이 유지돼 장기적으로 심뇌혈관질환 발생률이 높아질 개연성이 충분하다"고 진단한다.

박 교수에 따르면, 뇌졸중이 그 예이다. 뇌졸중의 원인 질환 50% 는 고혈압이다. 고혈압성 심장병의 대표적인 질환으로 심부전도 있다. 특히 고령의 여성 고혈압 환자에게서 심부전이 많이 발생한 다. 이 밖에도 이상지질혈증, 협심증, 심근경색 같은 심장질환의 30~40%는 고혈압에서 기인한다.

그는 "혈압이 관리되지 않으면 콩팥의 모세혈관들이 망가지면서 섬유화되고, 이후 기능이 약해지면서 만성 콩팥부전이나 말기 심부 전 등으로 이어질 수 있다"며 "장기적으로 고혈압 환자의 절반은 당 뇨병을 갖게 되고, 당뇨병 환자의 절반 정도는 고혈압을 갖게 된다" 고 설명한다.

고혈압으로 진단되면 약물치료를 꾸준히 잘 받아야 한다. 고혈압 약에는 이뇨제, 베타차단제, 칼슘채널차단제, ACE(안지오텐신전환효소) 억제제, 안지오텐신2 수용체 차단제가 있다. 기본적으로 칼슘채 널차단제와 안지오텐신2 수용체가 많이 사용된다.

박 교수는 "높은 혈압은 약물 없이 관리할 수 없다. 1일 1회 정해진 시간에 먹으면 된다. 약을 매일 복용하다가 하루 놓쳤다면 가급적 그 날 중에는 복용하라"며 "음주한 날일수록 약을 꼭 먹어야 한다. 음주 후 혈압은 2~4시간 뒤부터 훨씬 더 많이 올라가고 오래가기 때문"이 라고 당부한다.

혈압은 혈당, 콜레스테롤과 마찬가지로 수치가 일정하게 조절되지 않고 변동성이 심하면 심뇌혈관질환 위험도가 함께 높아진다. 현재까지 확인된 연구를 보면 고혈압 환자의 평균 혈압 수치는 같더라도 혈압 변동성이 클수록 심혈관질환 위험도가 높았다.

| 고혈압 예방을 위한 7가지 생활 수칙 |

- 음식은 골고루 싱겁게 먹기
- 살이 찌지 않게 정상적인 체중 유지하기
- 매일 30분 이상 적절한 운동하기
- 담배를 끊고 술을 삼가기
- 지방 섭취를 줄이고 채소를 많이 먹기
- 스트레스를 피하고 평온한 마음 유지하기
- 정기적으로 혈압을 측정하고 의사의 진찰받기

자료 : 대한고혈압학회

박 교수는 "변동성 관리도 중요하다. 약효가 좋고 약 작용 시간이 긴 약제를 꾸준히, 지속적으로 먹어야 한다"며 "혈압 변동성에 가장 좋은 약은 칼슘채널차단제"라고 소개한다. 칼슘채널차단제 중 반감기가 48시간인 암로디핀 성분은 작용 시간이 현존하는 약 중 가장 길고, 임상 연구도 많다.

암로디핀 5㎎ 약이 용량이 16배 많은 텔미사르탄 80㎎ 약과 비슷한 평탄지수(매시간 측정한 모든 혈압을 분석해 평가하는 활동 지표)로 확인

됐고, 로사르탄 50㎎, 발사르탄 80/160㎎, 라미프릴 10㎎ 등 다른 치료제의 단일 요법보다 더 낮은 혈압 변동성을 보였다.

끝으로 박 교수는 "고혈압은 혈관 노화로 생긴 질환이니 당연한 현상인 셈이다"며 "생활습관 개선과 약물치료 병행이 중요한데, 체중 관리를 비롯해 건강한 식습관과 꾸준한 운동이 뒷받침돼야 한다. 전문가와 상담을 통해 약물치료로 혈압 변동성을 관리해야 한다"고 조언한다.

건강 **Q** & **A**

Q 고혈압은 약 없이 관리할 수 없나요?

A 높은 혈압은 약물치료 없이 관리하기가 어렵습니다. 생활습관 개선과 함께 약물치료를 병행하면 혈압을 효과적으로 관리할 수 있습니다. 복용 중단은 반드시 의사의 처방을 따라야 합니다.

Q 고혈압 약은 어떻게 복용해야 하나요?

A 매일 1회, 정해진 시간에 복용하는 것이 중요합니다. 하루라도 놓쳤다면, 가능한 한 그날 중에 복용해야 합니다.

Q 음주한 날에도 고혈압 약을 꼭 먹어야 하나요?

A 음주한 날일수록 혈압이 오래도록 더 많이 올라갈 수 있기 때문에, 반드시 약을 복용해야 합니다. 음주 후 2~4시간 뒤부터 혈압이 급격히 상승하기 때문에 주의가 필요합니다.

02

운동할 때 숨차고
현기증이 난다면
'폐성 고혈압' 의심

증상이 처음 생긴 후 진단받기까지
평균 2.5년이 소요된다

●

| 의학 자문 인용 |

이재승 서울아산병원 호흡기내과 교수

"폐성 고혈압 환자는 무리한 운동이나 활동을
줄이거나 피하는 게 좋다.
운동을 하면 폐동맥압이 급격히 상승하므로
힘들지 않은 운동과 활동이 좋다."

● 　폐성 고혈압은 폐에 혈액을 공급하는 혈관에 이상이 생겨 폐동
맥 혈압이 상승하는 질환이다. 평균적으로 폐동맥압이 25㎜Hg 이상
인 경우 폐성 고혈압으로 진단한다.

　폐혈관이 막히면 혈액을 내뿜는 심장 오른쪽의 혈관이 좁아지면
서 평소보다 많은 일을 하게 된다. 초기에는 잘 버티지만, 시간이 흐
를수록 오른쪽 심장은 충분한 혈액을 뿜을 수 없게 된다. 결국 우심
실 부전을 일으켜 악화하면 사망에 이를 수 있다.

　서울아산병원에 따르면, 폐성 고혈압 환자는 100만 명당 2명꼴로
발생한다. 국내의 환자 수는 약 1,500명으로 추정된다. 일반적으로

20~40대가 많고, 남성보다 여성이 1.7배가량 더 많다.

폐성 고혈압은 원발성과 이차성으로 구분한다. 원발성 폐성 고혈압은 대부분 원인이 알려져 있지 않다. 일부 환자를 통해 식욕억제제 복용, 에스트로겐, 피임약 복용 등이 원인으로 추정되고 있다. 유전적 요인도 원인으로 보인다.

원발성 폐성 고혈압에서 혈압이 상승하는 원인은 폐혈관이 좁아지기 때문이다. 혈관이 수축되거나, 혈관 내 혈액이 응고돼 혈관을 막거나, 혈관을 구성하는 세포가 자라나 혈관 벽이 두꺼워지면 혈관이 좁아진다. 이러한 변화는 굵은 혈관보다는 지름 1㎜ 이하 작은 혈관에서 발생한다.

원발성 폐성 고혈압에서는 폐 전체의 작은 혈관이 좁아지기 때문에 혈관 일부를 수술하기보다는 폐 전체를 이식하는 수술을 통해 치료한다. 최근에는 혈관 확장제를 이용해 혈관 수축을 이완하고 혈액 응고 억제제로 혈관 내 혈액의 응고를 방지한다. 좁아진 혈관을 확장하는 약물을 이용해 증상 및 예후를 개선할 수 있다.

이차성 원인은 크게 두 가지로 구분한다. 우선 심장 기능이나 판막 이상으로 폐정맥 압력이 상승한다. 이로 인해 폐동맥 압력도 상승하고, 폐동맥 고혈압으로 이어진다. 폐 질환이 있으면 산소 공급이 원활하지 않아 저산소성 폐동맥 수축 현상이 발생해 폐동맥 고혈압이 발생한다. 혈전(피떡)이 폐동맥을 막아 발생하는 혈전증이나 색전증에 의해 폐동맥 고혈압이 급격하게 발생할 수 있다.

폐동맥 고혈압을 촉진하는 구체적인 유전자 경로가 국내 연구진에 의해 밝혀지기도 했다. 서울대 병원은 지난 2022년 10월 순환기내과 박준빈 교수(박찬순 전임의)와 카이스트 의과학대학원 김인준 교수 공동연구팀이 암세포 성장과 관련된 것으로 알려진 HGF/c-MET 신호전달경로를 통해 Sox17 유전자 결핍이 폐동맥 고혈압 발생에도 영향을 미친다는 사실을 확인했다고 밝힌 바 있다. 이 경로를 표적으로 삼는 약제를 개발한다면 폐동맥 고혈압의 치료 성적을 끌어올릴 것으로 기대된다.

폐동맥 고혈압은 증상도 다양하다. 폐혈관이 막히면 우측 심장은 좁은 혈관을 통해 혈액을 뿜어낸다. 증상 초기에는 이런 변화를 잘 견디지만, 시간이 흐를수록 우측 심장은 기능이 떨어져 충분한 혈액을 뿜어낼 수 없게 된다. 이로 인해 운동할 때 호흡곤란, 피로감, 전신 무력감, 현기증 등을 겪는다. 협심증과 비슷한 가슴 통증, 목쉰 소리, 다리가 붓는 증상도 나타난다. 심한 경우 실신하거나 심장마비로 사망한다. 보통 증상이 처음 생긴 후 진단받기까지 평균 2.5년가량 걸린다.

폐동맥 고혈압 진단 방법은 심초음파, 심전도, 심도자술, 6분 도보 검사 등이다. 질환을 일으킨 원인을 확인하기 위해서는 흉부 엑스레이(X-ray), 자가항체 혈액검사, 간 기능 검사, 폐 기능 검사, 혈전색전증과 같은 환기·관류 스캔, 동맥혈가스 분석이 이루어진다.

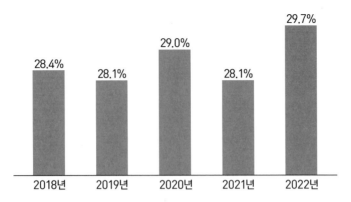

| 2018~2022 고혈압 유병률 |

28.4% 28.1% 29.0% 28.1% 29.7%

2018년 2019년 2020년 2021년 2022년

자료: 건강보험심사평가원

가장 정확한 방법은 카테터라는 가는 관을 팔이나 다리 표면에 위치한 정맥을 통해 우측 심장과 폐동맥까지 밀어 넣어 폐동맥 압력을 측정하는 것이다. 이 방법은 방사선을 사용하고 카테터를 심장 속으로 넣어야 하는 침습적인 검사법이다.

비침습적인 심장 초음파 검사로 도플러 원리를 이용해 폐동맥압을 측정할 수 있다. 이 방법은 검사는 쉽지만, 심도자술만큼 정확하지 않을 수 있다.

폐성 고혈압의 근본적인 치료법은 없다. 하지만 폐동맥 압력을 낮추고 심장이 효과적으로 작동할 수 있도록 해주는 약물치료를 통해 상태를 호전시킬 수 있다. 이는 장기적인 치료인 만큼 꾸준한 치료가 요구된다. 드물게는 심장과 폐이식이 이뤄진다.

원발성 폐성 고혈압 환자는 운동을 하면 폐동맥압이 급격히 상승한다. 무리한 운동이나 활동은 줄이거나 피하는 게 좋다. 힘들지 않은 정도의 운동과 활동을 권유한다.

이재승 서울아산병원 호흡기내과 교수는 "원발성 폐성 고혈압 환자는 신체 스트레스를 주는 무리한 운동이나 활동을 하면 폐성 고혈압 증상이 급격히 악화될 수 있다"고 경고한다.

흡연은 폐동맥압을 상승시키기 때문에 반드시 피해야 한다. 높은 산에 오르거나, 비행기에 탑승해 높은 고도에 노출되는 경우도 피해야 한다. 어쩔 수 없는 경우 사전에 담당 의사와 상의하는 게 좋다. 심박출량을 감소시키는 바르비투르산염 계통 수면제를 복용하는 것도 삼가야 한다.

과거에는 원발성 폐성 고혈압의 치료법으로 폐이식술만이 유일했지만, 프로스타시클린에 의한 좋은 치료 성적이 알려진 후 폐이식의 대상은 프로스타시클린 치료에도 불구하고 호전되지 않는 환자로 제한됐다. 폐이식 후 2년 생존율은 60% 정도다. 이차성 고혈압의 예후는 환자가 가진 원인 질환의 치료 성과에 따라 달라진다.

폐성 고혈압을 조기에 발견해 치료하면 병이 진행되는 속도를 충분히 늦출 수 있다. 원인에 따라 적절한 약물치료나 수술, 폐이식 등이 진행되기 때문에 여러 진료과 전문의의 협진이 이뤄진다.

이재승 교수는 "폐성 고혈압은 아직 근본적인 치료법이 없지만 폐동맥 압력을 낮추고 심장을 효과적으로 뛰게 하는 약물치료가 필요하다"며 "최근에는 치료제 병용투여로 좋은 결과가 나타나고 있어 충분히 극복 가능한 질환"이라고 말했다.

Q 폐성 고혈압의 증상은 무엇인가요?

A 운동 시 호흡곤란, 피로감, 전신 무력감, 현기증, 가슴 통증, 목쉰 소리, 다리 붓기 등입니다. 심한 경우 실신, 심장마비, 사망에 이르기도 합니다.

Q 폐성 고혈압은 어떻게 치료하나요?

A 폐성 고혈압은 근본적인 치료법이 없습니다. 다만, 폐동맥 압력을 낮추고 심장이 효과적으로 작동할 수 있도록 해주는 약물치료를 통해 상태를 호전시킬 수 있습니다. 이는 장기적인 치료인 만큼 꾸준한 치료가 요구됩니다. 드물게는 심장과 폐이식이 이뤄질 수 있습니다.

Q 폐성 고혈압은 진단까지 얼마나 걸리나요?

A 일반적으로 증상이 처음 나타난 후 진단까지 평균 2.5년 정도 걸립니다. 폐성 고혈압 증상이 다른 질환과 유사하거나 특이하지 않을 수 있기 때문입니다.

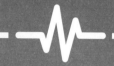

03
당뇨병 환자, 최소 1년에 1번 신장 검사 받아야

환자 4명 중 1명은 신장 기능이 저하되고 사망 위험은 최대 7.4배 높다

●

| 의학 자문 인용 |

김난희 고려대학교 안산병원 내분비내과 교수

성인 주먹만 한 '신장'은 몸에서 차지하는 크기는 작지만, 우리 몸의 건강에 미치는 역할은 대단히 크다. 신장은 체내 독성이 쌓이지 않도록 각종 노폐물을 걸러내며 혈압을 조절한다. 또한 적혈구 생성에도 중요하며 비타민D 활성을 도와 뼈 강화에도 도움을 준다.

그러나 기능이 망가질 때는 신호를 주지 않는다. 이상을 느껴 병원을 찾으면 그때는 이미 신장이 회복 불가능할 정도로 나빠져 있는 경우가 많다. 신장 건강에 영향을 미칠 질환을 앓고 있는 환자라면 신장 기능이 어떤지 진찰받고, 잘 관리해야 한다. 그중 하나가 당뇨병이다.

당뇨병은 '1형 당뇨병'과 '2형 당뇨병' 두 종류다. 1형 당뇨병은 췌장에서 인슐린이 전혀 분비되지 않아 혈당 조절 능력을 완전히 상실한 중증 난치병으로, 주로 청소년과 소아에서 많이 발병한다. 2형 당뇨병은 가장 흔히 볼 수 있는 당뇨병의 유형으로, 인슐린 분비가 상대적으로 부족하거나 인슐린 저항성이 증가하는 현상이 복합적으로 작용한다.

신장 기능을 악화시키는 주요 원인은 2형 당뇨병이다. 투석이나 신장이식이 필요한 말기콩팥병의 원인 질병 1위가 당뇨병이고, 30세 이상 당뇨병 환자에게서 당뇨병 신장질환 유병률은 25.4%다. 당뇨병 환자 4명 중 1명은 신장 기능이 저하되어 있다.

당뇨병 신장질환은 신장 기능을 떨어뜨리는 데만 그치지 않는다. 중증 질환이나 사망 위험도 높인다. 신장의 여과능력을 평가하는 '추정 사구체 여과율(eGFR)'은 분당 90~120㎖가 정상인데, 당뇨병 신장질환 환자의 경우 분당 60㎖ 이하가 대부분이다.

환자들의 eGFR은 낮아질수록 일반인보다 심근경색 발생의 위험이 1.6~4.87배, 허혈 뇌졸중은 1.47~3.85배 각각 증가한다. 모든 원인에 의한 사망은 1.5~7.4배까지 오른다. 한마디로 삶의 질 저하에 그치지 않고 치명적인 결과로 이어질 수 있는 것이다.

당뇨병 신장질환 연구를 해온 김난희 고려대학교 안산병원 내분비내과 교수는 "고혈당, 고지혈증, 흡연, 고혈압은 당뇨병 신장질환의 위험인자"라며 "환자들은 신장 보호를 위해 위험인자를 없애는 생활습관과 치료, 정기적 검진이 필요하다"고 설명한다.

그동안 당뇨병 신장질환 환자들은 혈당 관리를 위한 약과 신장 보호를 위한 약을 따로 구분해서 챙겨 먹었다. 하지만 최근 2형 당뇨병 치료제 중 SGLT-2(나트륨-포도당 공동수용체2) 억제제가 신장의 포도당 재흡수를 막아 혈당을 낮추는 효과가 있는 것으로 알려지면서 한 알로 혈당 조절과 신장 관리를 할 수 있게 됐다.

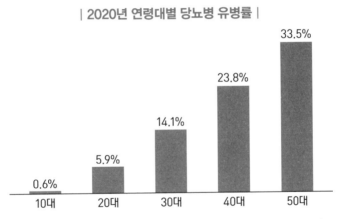

| 2020년 연령대별 당뇨병 유병률 |

자료: 질병관리청(2020)

SGLT-2 억제제 중 하나는 '엠파글리플로진'이라는 신약이다. 이 약은 2형 당뇨병에 효과가 있을 뿐만 아니라 혈당 감소와 신장병증 위험 감소 효과도 기대할 수 있다.

엠파글리플로진을 2형 당뇨병 환자에게 시험한 결과, 현성알부민 뇨 발생, 혈청 크레아티닌 상승, 신장병으로 인한 사망 등 신장질환 관런 위험성의 발생 확률은 위약군에 비해 39% 낮았다.

2021년 덴마크 스네오 당뇨병센터의 프레데릭 페르손 박사팀의 임상실험 연구에 따르면, 엠파글리플로진은 2형 당뇨병 환자군과 비환자군 모두에서 심부전 악화율과 심혈관 원인에 따른 사망률을 줄였다.

한편, 2형 당뇨병은 신장 기능이 저하돼도 무증상인 경우가 많아 더 철저한 관리가 필요하다. 의료진은 당뇨병 환자에게 약물치료와 함께 1년에 최소 1회는 알부민뇨와 eGFR을 측정하도록 권하고 있다.

김난희 교수는 "2형 당뇨병은 합병증 예방이 주 치료 목적이라 신장 보호 필요성은 더 중요해지고 있다. 신장은 신호 없이 기능이 나빠지고 회복도 어렵다. 약물치료와 생활습관 개선을 적극적으로 하는 2형 당뇨병 환자라도 최소 1년에 1번 이상은 신장 기능 확인 검사를 해보라"고 당부한다.

Q 당뇨병 신장질환이란 무엇이며 왜 심각한가요?

A 당뇨병으로 인해 신장 기능이 손상되는 질환입니다. 단순히 신장 기능 저하뿐만 아니라 심혈관질환 및 사망 위험도 크게 증가시키는 심각한 질환입니다.

Q 당뇨병 신장질환의 위험 요인은 무엇인가요?

A 고혈당, 고지혈증, 흡연, 고혈압 등이 있습니다. 모두 신장에 무리를 주는 질병이므로 지속적인 예방과 관리가 필요합니다.

Q 당뇨병 신장질환을 예방하고 관리하는 방법은 무엇인가요?

A 당뇨병 신장질환 환자는 생활습관 개선 및 치료를 통해 질병 진행을 늦추고 합병증을 예방할 수 있습니다. 꾸준한 혈당 관리, 혈압 관리, 혈중 LDL-콜레스테롤 수치, 금연, 정기적 검진 등이 중요합니다.

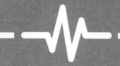

04
당뇨 환자인데
손발이 저리고 욱신거리면?
증상이 심해지면 근육이 약해져
단추 채우기도 힘들 수 있다

•

| 의학 자문 인용 |

김상범 강동경희대학교병원 신경과 교수
정인경 강동경희대병원 내분비대사내과 교수

"당뇨병성 신경병증이 말초신경에 올 경우,
손발이 저리거나 감각이 떨어지고
통증이 지속적으로 나타날 수 있지만,
혈액순환 문제로 생각해 넘어가기 쉽다."

손발이 저리거나 감각이 떨어지고 통증이 나타난다면 혈액순환 등으로 인한 문제로 생각하기 쉽다. 하지만 만약 평소에 당뇨가 있다면 이는 당뇨 합병증으로 인한 말초신경병증일 가능성이 높다.

우리 몸의 에너지원인 포도당이 혈액(혈당)에서 세포로 이동해 활용될 수 있게 하는 물질이 인슐린이다. 인슐린이 정상적으로 분비되지 못해 혈당이 올라가 혈액이 찐득찐득해져 혈관에 합병증을 일으키는 병이 당뇨병이다.

대한당뇨병학회의 '당뇨병 팩트시트2021'에 따르면, 지난 2020년 기준 만 30세 이상 당뇨병 유병자는 약 600만 명이고, 당뇨병 전 단계 유병자는 1,583만 명으로 우리나라 국민 2,100만 명 이상이 당뇨병 관리 대상이다.

| 당뇨병 전 단계 진단 기준 |

공복혈장포도당 농도		경구포도당내성 검사 2시간째 혈장 포도당 농도		당화혈색소	
100mg/dℓ 미만	정상	140mg/dℓ 미만	정상	5.7% 미만	정상
100~125mg/dℓ	공복 혈당장애	140~199mg/dℓ	내당능 장애	5.7~6.4%	당뇨병 전 단계
126mg/dℓ 이상	공복 혈당장애	200mg/dℓ 이상	당뇨병	6.5% 이상	당뇨병

자료: 대한당뇨병학회(2024)

당뇨병의 가장 큰 문제는 만성혈관 합병증이다. 합병증 발생 초기에는 증상이 없으나 막상 증상이 나타나기 시작하면 이미 말기 상태일 가능성이 크다.

그중 당뇨병성 신경병증이 말초신경에 올 경우 손발이 저리거나 감각이 떨어지고, 통증이 지속적으로 나타나 혈액순환의 문제로 생각해 넘어가기 쉽다. 신경의 침범 부위에 따라 국소적인 원인에 의해 생기는 단일신경병에서부터 광범위하게 이상을 초래하는 다발신경병까지 형태가 다양하다.

감각신경에 합병증이 오면 팔, 다리가 저리고, 따갑고, 아프고, 찌릿찌릿거리고, 이상야릇한 느낌이 있거나 무감각해진다. 운동신경에 영향이 오면 마비가 오기도 한다. 근육이 약해져서 물건을 집기 어렵거나, 옷에 단추를 채우기 어려워질 수 있고 심해지면 걷기가 힘들어진다.

김상범 강동경희대학교병원 신경과 교수는 "다발신경병은 당뇨병에 의한 경우가 가장 흔하고, 항암제 등 약물, 면역체계 이상, 갑상샘저하증 등 전신질환이 뒤를 잇는다"고 설명했다.

이어 "보통 혈액순환장애와 많이 헷갈리는데, 혈액순환장애는 통증이 주로 나타나며, 손가락 끝이 차고 찬물에 손을 넣으면 손끝이 하얗게 변한다. 말초신경병은 통증뿐 아니라 화끈거림, 욱신거림, 저림, 시림, 얼얼함 그리고 먹먹하고 무딘 느낌 등 다양한 증상으로 나타난다"고 말한다.

당뇨병 치료에 있어 약물치료는 매우 중요하다. 하지만 식사와 운동요법을 잘 하지 않으면 좋은 효과를 기대하기 어려워 식사 조절과 운동을 반드시 병행해야 한다.

과식하지 않고 너무 단 음식이나 과일을 줄이고 규칙적인 식사를 해야 한다. 운동은 하루 30분 이상 주 3회 이상 하는 것이 좋다. 운동으로 근력이 강화되면 인슐린 저항성이 줄어 혈당이 더 조절되는 효과가 있어 약과 같은 효능을 발휘한다. 식생활이나 운동으로 당뇨를 잘 관리하면 약물 복용량을 줄이거나 중단할 수 있다.

정인경 강동경희대병원 내분비대사내과 교수는 "당뇨병은 초기에 증상이 없어 모르고 방치하다가 나중에 혈관이 막힌 후 합병증이 진행돼 중풍, 심근경색, 실명이나 부종으로 병원에 와서 그제야 당뇨병으로 진단되는 경우가 있다"며 "40세가 넘으면 매년 공복에 혈당 검사를 해보는 것이 좋고, 당뇨병이 있는 환자는 1년에 한 번씩 합병증이 생겼는지 꼭 검사를 받아야 한다"고 조언한다.

김상범 교수는 "말초신경병으로 인한 손발저림이나 신경병통증이 만성화돼 약물치료 효과가 떨어질 수 있다"며 "효과가 감소하기 전인 발병 초기에 신경병통증에 효과적인 약물을 사용하여 통증으로 삶의 질이 떨어지는 것을 예방하는 것이 중요하다"고 말한다.

| 말초신경병 주요 증상 |

- 손가락 끝이 아픔
- 손가락 끝이 화끈거림
- 손가락 끝이 욱신거림
- 손가락 끝이 저림, 시림
- 손가락 끝이 얼얼함
- 손가락 끝이 먹먹함
- 손가락 끝이 무딘 느낌

자료: 김상범 강동경희대학교병원 신경과 교수

Q 당뇨병성 말초신경병이란 무엇인가요?

A 당뇨병으로 인해 말초신경이 손상되어 발생하는 질환입니다. 신경의 침범 부위에 따라 국소적인 원인에 의해 생기는 단일신경병에서부터 광범위하게 이상을 초래하는 다발신경병까지 형태가 다양합니다.

Q 당뇨병성 말초신경병의 증상은 무엇인가요?

A 감각 이상으로 손발 저림, 따갑고 아픈 느낌, 찌릿찌릿거림, 이상야릇한 느낌, 무감각 등이 있습니다. 또한, 운동 이상으로 마비, 근육 약화, 걷기 어려움 등이 나타납니다.

Q 당뇨병성 말초신경병의 예방법은 무엇인가요?

A 혈당 조절, 혈압 관리, 혈지질 관리, 금연, 규칙적인 운동, 균형 잡힌 식단 등이 필요합니다. 또한, 정기적으로 검진을 받고, 합병증의 조기 발견 및 치료를 위해 노력해야 합니다.

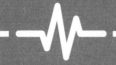

05
일교차 큰 가을 돌연사의 주범
'심근경색'

10분 이상 흉통 '위험신호'가 있으면
1~2시간 내 치료를 받아야 한다

●

| 의학 자문 인용 |

박창범 강동경희대학교병원 심장혈관내과 교수
이동재 가톨릭대학교 인천성모병원 심장혈관내과 교수

"심장 근육에 혈액이 원활하게 공급돼야
심장이 제 기능을 한다.
혈관이 막히면 심근이 괴사하고
심장 기능 일부가 정지된다."

가을에는 아침저녁으로 제법 쌀쌀한 기운이 감돌고, 일교차가 10도 이상 벌어지는 날이 흔하다. 이런 가을이 성큼 다가왔음을 느낄 때 신경 써야 할 질환이 '심혈관질환'이다.

심혈관질환 환자는 10월부터 늘기 시작해 12월과 1월에 가장 많이 발생한다. 기온이 급락하면 심장에 부담을 주기 때문이다.

가을철 이후 심혈관질환 환자가 늘어나는 이유에 대해 이동재 가톨릭대학교 인천성모병원 심장혈관내과 교수는 "우리 몸이 차가운 날씨에 노출되면 혈관이 수축하기 때문"이라며 "심혈관은 평소에 괜찮다가도 갑자기 악화해 건강을 위협하는데, 심할 경우 돌연사로 이어진다"고 경고한다.

의료계에 따르면, 심혈관질환은 암에 이어 국내 사망 원인 2위로 지난 2021년 국내 사망자 수는 6만 3,000여 명으로 추산된다. 심혈관질환은 심장에 혈액을 공급하는 관상동맥이 여러 이유로 막혀 혈액이 원활하게 공급되지 못할 때 발생한다. 협심증이나 심근경색 등이 대표적이다.

심장에는 근육이 있다. 관상동맥이라는 혈관을 통해 이 근육(심근)에 혈액이 원활하게 공급돼야 심장이 제 기능을 한다. 이 혈관이 막히면(경색) 심근이 괴사하고 심장 기능 일부가 정지되는데, 이를 심근경색이라고 한다. 관상동맥이 좁아져 심장에 혈액이 제대로 공급되지 못하는 협심증과는 다르다.

특히 심근경색은 심장마비로 불리며 '돌연사의 주범'으로 알려졌다. 한 해 2만~2만 5,000명이 급성 심근경색으로 돌연사하는 것으로 알려진다. 2021년 교통사고 사망자 2,916명의 7~8배에 달한다. 이 기간 심근경색으로 병원을 찾은 환자는 12만 7,066명으로 2017년 10만 600명 대비 4년간 2만 6,466명(26.3%) 늘었다.

박창범 강동경희대학교병원 심장혈관내과 교수는 "심근경색은 40대부터 꾸준히 증가하는 양상을 보인다. 젊다고 안심하지 말고 위험인자나 잘못된 생활습관이 있다면 질병 예방을 위한 생활습관 개선과 정기검진이 필요하다"고 당부한다.

심근경색은 동맥경화 등과 함께 나타나기도 하고, 과로 등이 원인이 될 수도 있다. 하지만 위험을 키우는 것은 '자기 자신'이다. 흡연을 계속하고 당뇨병, 고지혈증, 고혈압을 방치하는 것이다. 가족력이 있다면 특히 조심해야 한다.

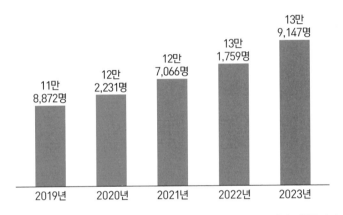

| 2019~2023 심근경색 환자 수 |

자료: 건강보험심사평가원

가족력은 당뇨병이나 고혈압, 고지혈증에 영향을 미쳐 돌연사의 위험을 높인다. 심장병으로 사망한 가족력이 있는 경우 심장병에 따른 돌연사 위험이 3~4배 높은 것으로 알려졌다. 흡연자나 당뇨, 고지혈증, 고혈압 등의 만성질환자는 그렇지 않은 사람보다 급성 심근경색 위험이 약 6배 높다.

심근경색의 대표적인 증상은 안정을 취할 때도 가슴 쪽 통증이 왼

팔 쪽으로 퍼져나가는 것이다. 흉통이 쉬어도 가라앉지 않고 10분 이상 계속된다면 빨리 병원을 찾아야 한다. 명치끝이 아프면서 식은땀이 나거나 호흡곤란이 있는 경우도 위험신호로 봐야 한다.

일부에서는 심하게 체한 것처럼 느끼기도 한다. 일단 증상이 발현되면 쇳덩이가 짓누르거나 쥐어짜는 것 같다고 표현할 정도로 통증이 굉장히 심하다. 1시간 안에 치료받아야 후유증이 거의 남지 않는다. 그 이상 넘어가면 생명이 위험하다.

| **심근경색 주요 증상** |

- **갑작스러운 가슴 통증**
- **식은땀, 호흡곤란, 구토**
- **현기증**
- **통증 확산**

자료 : 보건복지부

이동재 교수는 "급성 심근경색은 발견 즉시 치료한다고 해도 사망률이 30~40%가 넘고, 증상이 심각하면 1~2시간 안에 사망할 수도 있다"고 강조한다. 이처럼 심근경색 치료의 관건은 시간이다. 증상이 나타나면 최대한 빠른 시간에 막힌 혈관을 재개통해 피가 다시 흐르도록 해야 한다.

치료법은 약물치료, 시술, 수술 총 3가지가 있다. 최근에는 일반적으로 시술을 권장한다. 신속하게 막힌 혈관을 넓힐 수 있어서다. 대표적인 게 스텐트(금속그물망) 삽입술로 막힌 혈관 안에 철사를 통과시켜 풍선으로 혈관을 넓히고 스텐트라는 금속망을 넣는다.

| 심근경색 예방수칙 |

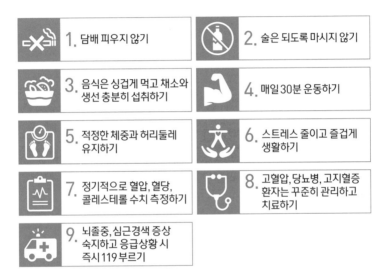

1. 담배 피우지 않기
2. 술은 되도록 마시지 않기
3. 음식은 싱겁게 먹고 채소와 생선 충분히 섭취하기
4. 매일 30분 운동하기
5. 적정한 체중과 허리둘레 유지하기
6. 스트레스 줄이고 즐겁게 생활하기
7. 정기적으로 혈압, 혈당, 콜레스테롤 수치 측정하기
8. 고혈압, 당뇨병, 고지혈증 환자는 꾸준히 관리하고 치료하기
9. 뇌졸중, 심근경색 증상 숙지하고 응급상황 시 즉시 119 부르기

자료: 질병관리청

수술은 최후의 수단인데, 과정이 어렵고 시간도 오래 걸린다. 심근경색으로 인한 합병증으로 시술이 힘든 경우 불가피하게 선택한다. 다리나 유방 쪽 혈관을 잘라 막힌 심장혈관 쪽에 이어주는 관상동맥우회술이 있다.

다만 박 교수는 "금속망을 관상동맥에 삽입했을 경우, 금속망으로 인한 혈액 내 혈전 형성을 예방하기 위해 항혈전제를 평생 사용하게 된다. 또 흉통이 재발하는 경우 재시술이 필요하다"며 "심근경색으로 심장이 받은 타격을 줄이기 위한 치료 및 생활습관 개선 등 지속적인 관리가 필요하다"고 당부한다.

이 교수도 "심혈관질환은 높은 사망률에도 그 심각성을 모르는 경우가 많다"며 "심근경색을 예방하기 위해서는 생활 관리와 질병 관리가 기본이다. 비만이라면 몸무게를 줄이고, 고혈압과 당뇨병이 있다면 평상시 잘 조절하고, 흡연자라면 반드시 금연하고 스트레스를 받지 않도록 하는 게 좋다"고 조언한다.

Q 가을철 심혈관질환이 늘어나는 이유는 무엇인가요?

A 가을철에는 갑작스러운 기온 하락으로 혈관이 수축하여 심장에 부담을 주기 때문입니다. 특히 10월부터 1월까지 심혈관질환 환자가 급증합니다.

Q 심근경색이란 무엇이고, 어떤 증상이 있나요?

A 심근경색은 심장에 혈액을 공급하는 관상동맥이 막혀 심근이 괴사하고 심장 기능 일부가 정지하는 질환입니다. 대표적인 증상은 흉통, 명치끝 통증, 호흡곤란 등입니다. 특히 흉통이 10분 이상 지속되면 즉시 병원을 방문해야 합니다.

Q 심근경색의 위험 요인은 무엇인가요?

A 흡연, 고지혈증, 고혈압, 당뇨병 등이 원인입니다. 가족력은 당뇨병이나 고혈압, 고지혈증에 영향을 미쳐 돌연사의 위험을 높입니다. 흡연자나 당뇨, 고지혈증, 고혈압 등의 만성질환자는 그렇지 않은 사람보다 급성심근경색 위험이 약 6배 높습니다.

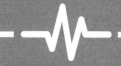

06
약 안 먹고 운동·식사 조절로
당뇨병 완치 가능?

생활습관만 교정해도 1년 후 45%가
약 없이 당화혈색소 6.5% 이하를 유지한다

•

| 의학 자문 인용 |

문선준 강북삼성병원 내분비내과 교수

"당뇨병은 운동과 식사 조절 등
철저한 생활습관 개선을 통해
완치까지는 아니더라도
완화를 유지하는 것은 가능하다."

세종대왕이 앓은 것으로 알려진 '소갈병'은 자주 갈증이 나고 입이 마른다고 해서 붙여진 이름이다. 소변의 양이 부쩍 많아지고 단맛이 나는 이 병을 현대 의학에서는 '당뇨병'이라고 부른다. 췌장의 랑게르한스섬에서 만들어지는 내분비호르몬인 인슐린 분비량이 부족하거나 정상적인 기능이 이루어지지 않아 생긴다.

당뇨병 인구는 국내에서 2,100만 명 정도로 추산된다. 대한당뇨병학회가 우리나라 30세 이상 성인의 당뇨병 환자 규모와 관리 실태를 조사한 '당뇨병 팩트시트 2021'에 따르면, 2020년 기준으로 당뇨병 유병자는 600만 명(13.8%)에 이르렀다.

이는 학회가 '2012년 팩트시트'를 발행했을 당시 2050년 예상 당뇨병 환자 수인 591만 명을 30년 앞서 추월한 것이다. 2010년 당뇨병 환자 수가 312만 명임을 감안하면 10년 새 2배 가까이 늘었다.

노인 당뇨병도 심각하다. 2020년 전체 당뇨병 환자 중 65세 이상은 39.2%였고, 특히 65세 이상 여성은 2명 중 1명 이상(51.2%)이 당뇨병을 앓고 있는 것으로 나타났다.

이런 상황은 코로나19로 수년간 외부 활동이 줄며 더욱 악화했을 것으로 보인다. 2021년 1월 해외 연구에 따르면, 전 세계적으로 당뇨 환자 비율이 증가했다는 연구 결과가 나왔다.

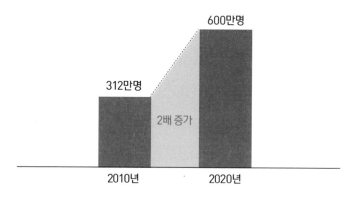

| 2010~2020 당뇨병 환자 수 추이 |

자료: 대한당뇨병학회

당뇨병은 완치가 불가능하며 당뇨 전 단계 역시 몇 년 후에는 당뇨로 발전하는 경우가 많다는 게 정설이다. 하지만 강북삼성병원 내분비내과 문선준 교수는 철저한 생활습관 개선을 통해 당뇨병 완치는 아니라 해도 '완화(관해)'를 유지하는 것은 가능하다고 말한다.

또한, "당뇨병 진단을 받으면 간식이나 야식을 끊어야 해 우울해지는 사람들이 많은데, 기본 원칙은 전체 칼로리를 줄이라는 것"이라면서 "우리나라는 기본적으로 식단에 탄수화물이 많은데 다른 영양소까지 균형 있게 먹으면서 이를 줄이고 대신 간식을 먹는 것은 가능하다"고 설명한다.

문 교수에 따르면, 수년 전 스코틀랜드에서는 약이 아니라 생활습관 교정만으로도 당뇨가 치료되는지 알아보려는 실험이 이뤄졌다. 당시 실험에는 300명이 참가했는데, 150명은 기존대로 약물로 당뇨를 치료했고 나머지 150명은 당뇨약을 먹지 않고 850㎉를 섭취하는 철저한 식단 제한을 3개월간 수행했다.

이들을 추적 관찰한 결과 3개월간 엄격하게 생활습관을 교정했던 사람들은 1년 후에도 45%가 약 없이도 당화혈색소 6.5% 아래를 유지했다(6.5% 이상이 당뇨). 2년째에는 35%가 이 상태를 유지했다.

특히 10킬로그램(㎏)을 감량한 이들은 더 효과가 좋아 1년째에 70%, 2년째 60%가 6.5% 아래를 유지했다. 하지만 약에 의존했던 사람 중 약을 끊은 이들은 3~4%에 불과했다.

문 교수는 "생활습관 교정 없이는 당뇨가 계속 진행되어 약의 용량도 늘게 되고, 나중에는 약도 듣지 않는다."며 "다만 당화혈색소가 이미 높은데 약을 안 먹고 생활습관 개선만 의존하는 것은 당뇨를 계속 진행하게 해 매우 위험하다"고 설명한다.

문 교수는 근력 운동의 중요성도 강조한다. 2020년 세계보건기구 (WHO)도 가이드라인에서 모든 성인은 주당 최소 150~300분의 유산소 운동을 해야 한다고 밝혔다. 또한, 여기에 근육이 있어야 당을 소모하거나 저장할 수 있다며 일주일에 2번 이상 근력 운동을 하라고 강조했다.

Q 국내 당뇨병 환자는 얼마나 되며, 유병률은 얼마인가요?

A '당뇨병 팩트시트 2021'에 따르면, 2020년 기준 한국 30세 이상 성인의 당뇨병 유병자 수는 600만 명에 이릅니다. 여기에 당뇨병 전 단계까지 포함한다면 전체 당뇨병 환자 수는 2,100만 명 이상에 달합니다.

Q 당뇨병은 치료가 가능한가요?

A 당뇨병은 완치가 불가능하지만, 철저한 생활습관 개선을 통해 완화(관해)를 유지하는 것은 가능합니다.

Q 당뇨병 완화를 위해 어떤 노력을 해야 하나요?

A 탄수화물 섭취량을 줄이고, 단백질과 채소 섭취량을 늘리는 식습관 개선, 주당 최소 150~300분의 유산소 운동과 일주일에 2번 이상 근력 운동을 하는 것이 좋습니다.

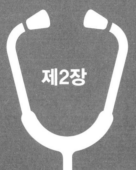

제2장

성인병의
실태, 치료,
예방, 관리

01
한쪽 입술 처지고
발음 이상하면 '뇌졸중' 의심

발병 직후 3시간이 골든 타임이므로
의심 증상이 나타나면 빨리 응급실로 가야 한다

●

| 의학 자문 인용 |

권순억 서울아산병원 신경과 교수

●

"혈관이 막히거나 터져서
뇌 조직이 손상되는 질환이다.
발병 직후 평균 3시간 안에는
치료될 가능성이 있다."

● 가족이나 지인들과 대화 도중 갑자기 입술이 아래로 처지고 발음이 어눌해진다면, 이는 뇌졸중 증상일 수 있다. 뇌졸중이 의심되면 최대한 빨리 가까운 병원으로 가야 한다. 발병 직후 평균 3시간 안에는 치료될 가능성이 있기 때문이다.

권순억 서울아산병원 신경과 교수는 "시간이 지날수록 환자 상태가 악화해 치명적인 결과로 이어질 수 있다"며 "빨리 병원에 가서 치료받도록 하는 것이 중요하다"고 강조한다.

뇌졸중이 발생했음에도 병원에 가는 시간이 지체되는 가장 큰 이유는 뇌졸중 증상을 제대로 식별하지 못하기 때문이다. 머리가 아픈 것을 단순 두통으로, 어지럽고 저린 느낌을 피로와 영양 섭취 부족 등으로 혼동할 수 있다.

권 교수에 따르면, 타인이 뇌졸중 증상을 식별하는 가장 대표적인 방법으로 '신시내티 병원 전 뇌졸중 척도(CPSS)'가 있다. 이 척도는 총 세 단계로 구성되어 있다.

우선 환자에게 '이~ 해보세요'라며 웃게 해보고 웃을 때 입술 양쪽이 위를 향하고 있는지 살펴본다. 그다음 '눈 감고 앞으로 나란히' 동작을 시켰을 때 한쪽 팔이 제대로 펴지지 않거나 비정상적으로 축 처지는지 알아본다. 마지막으로 '저 콩깍지는 깐 콩깍지인가 안 깐 콩깍지인가'처럼 발음하기 힘든 문장을 따라 해보게 한다. 만약 이 세 단계 중 어느 하나라도 제대로 수행하지 못하면 뇌졸중일 확률이 70%다.

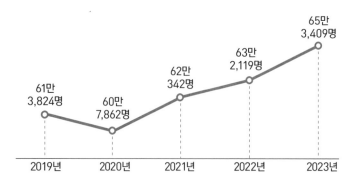

| 2019~2023 뇌졸중 환자 수 |

61만 3,824명 (2019년)
60만 7,862명 (2020년)
62만 342명 (2021년)
63만 2,119명 (2022년)
65만 3,409명 (2023년)

자료: 건강보험심사평가원

환자 스스로 뇌졸중을 의심할 수 있는 증상도 알아둘 필요가 있다. 뇌졸중이 발생했다면 ① 갑자기 두통이 생기거나 ② 갑자기 어지럽고 자꾸 넘어지거나 ③ 갑자기 세상 반쪽이 잘 안 보이거나 ④ 갑자기 한쪽 팔과 다리가 저리거나 ⑤ 갑자기 말을 못 하고 발음이 어눌해지는 증상이 나타나기도 한다. 만약 이 5가지 증상의 대부분이 느껴진다면 뇌졸중을 의심해야 한다.

뇌졸중은 혈관이 막히거나 터져서 뇌 조직이 손상되는 질환이다. 혈관이 막혀 뇌가 손상되면 '뇌경색'이고, 혈관이 터져서 뇌가 손상되면 '뇌출혈'이다. 뇌경색이 전체 뇌졸중의 80%를 차지하며 출혈성 뇌졸중은 20% 정도 된다.

뇌경색의 주원인은 당뇨나 고혈압으로 인한 동맥경화다. 젊은 사람도 고혈압이 심하면 뇌졸중이 발생할 위험이 있다. 뇌출혈에는 고혈압으로 손상된 뇌혈관이 파열되는 '뇌내출혈'과 뇌혈관에 생긴 꽈리 모양의 동맥류가 터져 생기는 '지주막하 출혈'이 있다.

일단 뇌졸중이 의심되면 즉시 119에 전화해 응급실로 가야 한다. 마비 증상이나 감각 저하가 느껴지면 관절손상, 피부손상, 흡인성 폐렴이 진행됐을 가능성이 높다. 따라서 뇌졸중 증상을 보이는 환자가 있다면 편안한 곳에 눕히고 호흡과 혈액순환이 원활해지도록 압박이 있는 곳을 풀어줘야 한다.

환자에게 함부로 약이나 음식물을 먹이면 삼키는 데 문제가 생기거나 폐렴이 발생할 수 있다. 입안에 이물질이 있다면 그것을 제거하고, 구토를 하면 고개를 옆으로 돌려 이물질이 기도로 넘어가지 않게 해야 한다.

뇌졸중 환자의 1/3은 60대나 70대다. 하지만 뇌졸중의 주원인인 동맥경화는 이미 30대 혹은 40대부터 발견된다. 뇌졸중 증세가 갑자기 발생한 것처럼 보여도, 실제로는 수년 혹은 수십 년 전부터 원인 질환이 심해져서 나타난 결과일 수 있다. 만약 55세에 뇌졸중이 발병했다면 그 원인은 30대부터 진행된 동맥경화일 가능성이 있는 것이다.

뇌졸중에 걸렸다면 뇌혈관이 이미 손상된 상태고, 치유가 되더라도 재발할 확률이 높다. 따라서 뇌혈관이 더 나빠지지 않도록 하고 손상된 혈관에 핏덩어리가 생기지 않도록 처방약을 잘 복용해야 한다. 또한, 환자가 가진 위험인자를 조절하고, 운동이나 식이요법을 겸한 건강한 생활습관을 갖는 것이 중요하다.

권 교수는 "뇌졸중은 재발할수록 회복이 더 어려워진다"며 "한번 뇌졸중을 겪었다면 당장 생활습관부터 고쳐야 한다"고 강조한다.

건강 **Q** & **A**

Q 뇌졸중의 원인은 무엇인가요?

A 뇌졸중의 주요 원인은 동맥경화입니다. 그리고 동맥경화의 주원인은 고혈압, 당뇨병, 고콜레스테롤혈증, 흡연 등입니다. 또한 심장질환, 부정맥, 빈혈 등도 뇌졸중 발병 위험을 높입니다.

Q 뇌졸중의 증상은 무엇인가요?

A 뇌졸중의 대표적인 증상으로는 마비, 언어장애, 시야장애, 어지럼증, 두통, 구토, 현기증, 인지 기능 저하 등이 있습니다.

Q 뇌졸중이 의심되면 어떻게 해야 하나요?

A 뇌졸중이 의심되면 즉시 119에 전화해 응급실로 가서 치료를 받아야 합니다. 뇌졸중은 시간이 지날수록 뇌 손상이 심해질 수 있으므로 신속한 치료가 중요합니다.

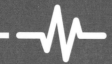

02
방치하면 뇌졸중·심부전 부르는 '심방세동'

불규칙하게 빨라지는 심장 리듬이 느껴지면
초기 진단과 치료가 매우 중요하다

•

| 의학 자문 인용 |

심재민 고려대학교 안암병원 순환기내과 교수

●

"심방세동은 증상이 없어
뇌졸중과 심부전의 위험을
높일 수 있는 심각한 질환임에도
치료 시기를 놓치기 쉽다."

● 　우리 심장은 각 2개의 심방과 심실로 구성됐으나 심방에서 비정상적인 전기신호나 전기 전도로 인해 심방세동이 발생할 수 있다. 심방 안에서 불규칙한 전기신호가 분당 600회가량의 빠르기로 발생해, 심방이 제대로 수축하지 못하고 미세하게 떨리는 상태를 말한다.

　특히 심방세동은 뇌졸중, 심부전의 위험이 큰 심각한 질환인데 상당수의 경우 증상이 없어 치료 시기를 놓치기 쉽고, 국민적 인지도가 낮다. 심재민 고려대학교 안암병원 순환기내과 교수는 "고령화 속도가 빠른 국내에서 증가 추세가 더욱 뚜렷하다"며 "예방 및 치료에 관심을 가질 때"라고 말한다.

심방세동은 치료가 필요한 부정맥 중 가장 흔한 유형으로, 전 세계에서 약 5,900만 명이 앓고 있다. 60세 이후 발생이 급증해 80대 이후에는 8~10%에서 발생할 정도로 흔하다. 시간이 지날수록 치명적인 합병증을 유발해 사망 위험을 높이는 질환이라는 게 심 교수의 설명이다.

심 교수는 "심방이 충분히 수축하지 못하면 혈액이 심방 내에서 정체돼 응고되고 혈전이 형성된다. 뇌로 가는 혈관을 막게 되면 뇌졸중이 발생할 수 있고, 심방세동으로 인해 심실이 불규칙하고 빠르게 뛰면 심부전으로 이어질 수 있다"고 설명한다.

2007~2013년 뇌졸중이 없으면서 심방세동으로 진단받은 환자를 대상으로 국민건강보험공단 자료를 분석한 바에 따르면 진단 후 1년 내 뇌졸중이 발생할 확률은 6%로 집계됐다. 이 가운데 진단 후 초기의 발생률은 60%에 달했다.

심방세동은 초기 진단과 치료가 중요한 질환이다. 최근 유럽에서 진행된 대규모 무작위 연구(EAST-AFNET4)에서도 심방세동 진단 후 1년 이내 적극적으로 항부정맥 치료를 받으면 사망률, 뇌졸중이 감소하는 것으로 나타났다.

치료는 심장 리듬을 정상으로 전환하고 유지하는 것과 동시에 합병증을 예방함으로써 사망률을 감소시키는 데 목표를 둔다. 일반적으로 약물치료, 고주파 전극 도자 절제술, 냉각 풍선 절제술 등이 있다. 약물치료에도 증상이 개선되지 않거나 심방세동이 재발한다면 절제술을 고려한다.

전극 도자관을 접근시켜 고주파 에너지로 폐정맥 신호를 심방으로부터 분리, 차단하는 전극 도자 절제술은 발작성 심방세동을 근본적으로 치료할 수 있으나 여러 번 고주파를 투여해야 해 시술자의 경험이 중요하고 오래 걸린다. 아주 드물게 심방 천공, 식도 손상 등의 합병증이 발생할 수 있다.

냉각 풍선 절제술은 최근에 등장한 치료법으로 냉각 풍선을 이용해 폐정맥 주변의 심근을 한 번에 절제해 심방 내 비정상적인 전기신호를 차단한다. 고주파 전극 도자 절제술과 비교해 열등하지 않은 효능과 안전성이 입증됐다.

심 교수는 "연령이 높거나 시술에 대한 부담과 두려움이 크다면 의료진에 따른 효과 편차가 적고, 시술 시간이 짧으며 시술 합병증 위험이 낮은 냉각 풍선 절제술을 고려해 볼 수 있다"며 "미국에서는 약물 불응 발작성 및 지속성 심방세동 환자 치료에 사용 중"이라고 소개한다.

냉각 풍선 절제술 시행이 심방세동 1차 치료인 항부정맥제보다 긍정적인 결과가 도출됐다는 임상 연구가 나와 미국 식품의약국(FDA)은 냉각 풍선 절제술을 약물치료의 대안으로 발작성 심방세동 환자 치료에 사용하도록 승인한 바 있다.

한편, 심방세동은 관상동맥질환과 같은 다른 심장질환, 고혈압, 당뇨, 비만, 수면무호흡 등과 연관이 있다. 심 교수는 심방세동 예방을 위해 금주, 금연과 같은 건강한 생활습관이 중요하다고 강조했다.

심 교수는 "위험 요인을 제거하기 위해서는 금주, 금연은 물론 과로와 스트레스를 최소화하고 위험성을 높이는 고혈압, 수면무호흡 등의 동반 질환을 관리하는 게 좋다"며 "규칙적이고 건강한 식단을 유지하고 적당한 유산소운동을 생활화하는 게 예방에 큰 도움이 된다"고 전한다.

| 심방세동 예방을 위한 생활습관 |

- 금주 및 금연 실천하기
- 과로와 스트레스 최소화하기
- 규칙적이고 건강한 식단 챙기기
- 적당한 유산소운동 생활화하기

출처: 서울성모병원 평생건강증진센터

Q 심방세동이란 무엇인가요?

A 심방에서 비정상적인 전기신호나 전기 전도로 인해 발생하는 질환으로, 심방이 제대로 수축하지 못하고 미세하게 떨리는 상태를 말합니다. 뇌졸중, 심부전의 위험이 큰 심각한 질환이며, 증상이 없는 경우가 많아 치료 시기를 놓칠 수 있습니다.

Q 심장세동은 어떻게 예방하나요?

A 심방세동 예방을 위해서는 금주, 금연과 같은 건강한 생활습관이 중요합니다. 심방세동은 관상동맥질환과 같은 다른 심장질환, 고혈압, 당뇨, 비만, 수면무호흡 등과 연관이 있기 때문에 위험 요인을 제거하기 위해서는 금주, 금연은 물론 과로와 스트레스를 최소화하고 위험성을 높이는 고혈압, 수면무호흡 등의 동반 질환을 관리하는 게 좋습니다.

Q 냉각 풍선 절제술은 어떤 치료법인가요?

A 냉각 풍선을 이용해 폐정맥 주변의 심근을 한 번에 절제해 심방 내 비정상적인 전기신호를 차단하는 치료법입니다. 특히, 연령이 높거나 시술에 대한 부담과 두려움이 크거나, 약물치료에 반응하지 않는 환자에게 적합합니다.

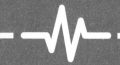

03
계단 오르기 힘들어지면
'심부전' 의심

심부전은 암보다 사망률 높은 질환이므로
가벼운 질환으로 무시하면 안 된다

●

| 의학 자문 인용 |

김미정 가톨릭대학교 인천성모병원 심장혈관내과 교수
조동혁 고려대학교 안암병원 순환기내과 교수

●

> "심장은 무더위에
> 과부하가 걸리기 쉽다.
> 심부전 조기 발견을 위해서는
> 자신의 체력을 알아야 한다."

● 국민배우 신구가 최근 한 방송에서 "지난 2022년 심부전을 진단받고 투병 중"이라며 인공 심장박동기를 찬 사실을 고백했다. 체중이 7~8kg 빠졌고 "이놈(심장박동기)이 한 10년은 산다는데 나보다 오래 살겠네"라고도 말한 그에게 쾌유를 바라는 후배 배우들과 누리꾼들의 응원이 이어졌다.

우리 몸의 엔진인 심장이 제 기능을 하지 못하는 심부전은 인구 고령화로 꾸준히 유병률이 증가하고 있다. 특히 심장은 무더위 속 체온을 조절하기 위해 더 많이 뛰게 돼 과부하가 걸린다. 심부전 조기 발견을 위해 정기적으로 자신의 체력을 아는 게 중요하다고 의료진들은 조언한다.

심부전은 다양한 기저질환에 의한 일종의 합병증으로 여러 원인으로 인해 심장 기능이 떨어져 각 부분에 혈액 공급을 제대로 할 수 없는 질병이다. 심장 혈관이 막히는 관상동맥질환이나 맥박이 불안정하거나 심장 근육 자체가 약해지는 심근증 등 원인이 다양하다.

생활습관에 의한 비만, 대사증후군, 당뇨에 의한 심부전이 최근 크게 늘고 있다. 만성 염증 상태를 일으키고 심근과 혈관을 손상해 심부전을 유발한다. 특별한 질환이 없어도 나이가 들수록 위험이 커지는데, 60~70대의 5.5%, 80세 이상에서는 12%가 심부전을 진단받는다는 통계도 있다.

김미정 가톨릭대학교 인천성모병원 심장혈관내과 교수는 "마치 자동차 엔진이나 부품이 고장이 나거나 연료가 부족해 제대로 운전하지 못하는 상태와 같다"며 "말기 심부전은 5년 이내 사망률이 50%를 넘는 등 암보다 무서운 질환인데 충분히 조기에 진단하고 관리할 수 있다"고 말한다.

과거 심장에 특별한 문제가 없었더라도 중증의 폐, 콩팥, 간, 인지장애, 자가면역 질환, 암 등 기저질환이 있거나 전신 상태가 쇠약한 노인에게 갑자기 심부전이 발생할 수 있다. 항암제, 알코올, 식욕억제제 등 심독성 약물에 민감한 사람이 이들 약물에 노출되면 심부전이 올 수 있다.

김 교수는 "급성 심근경색 등 위중한 심장병 치료 후 생존율은 높아졌지만, 소생한 환자 일부는 심부전을 앓게 된다"며 "평균 수명이 길어지고 고혈압, 당뇨 등 만성질환 인구가 꾸준히 늘고 있는 만큼 심부전 환자 역시 상당히 증가할 전망"이라고 설명한다.

가장 흔한 증상은 호흡곤란이다. 폐에 혈액이 고이는 폐부종이 나타나기 때문이다. 초기에는 힘들게 움직일 때만 숨이 차지만, 심해지면 눕거나 잠을 잘 때도 숨이 찬 증상이 나타난다. 또 발목과 종아리 등 하지가 붓고 심하면 복수가 찬다.

왼발, 오른발 모두에 부종이 생기면 심부전의 가능성이 높다. 일부는 소화가 안 된다고 호소하는데 심장의 펌프 기능이 떨어져 위장에 혈액이 충분히 공급되지 않고 부종이 동반돼 나타나는 증상이다.

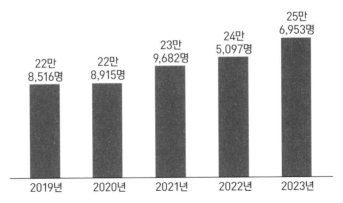

| 2019~2023 심부전 환자 수 |

자료: 건강보험심사평가원

예를 들어, 6개월이나 1년 전에는 할 수 있던 움직임을 힘들어 못하게 된다면 심부전을 의심해야 한다. 예전에는 공원 두 바퀴는 쉽게 돌았는데 한 바퀴만 돌아도 숨이 차거나 계단 몇 층 정도를 쉽게 올라갔는데 힘들어지면 심부전의 신호일 수 있다.

비슷한 증상이 나타나는 가벼운 질환으로 오인해 증상을 무시하거나 진료를 늦추면 나빠질 수 있으므로 즉각적이고 정확한 판단이 필요하다. 조기 발견을 위해 정기적으로 자신의 체력을 측정하는 습관을 들이는 게 중요하다.

혈액 공급을 적절히 할 수 없기 때문에, 심장뿐만 아니라 전신에 걸쳐 영향을 줄 수 있다. 신장에 영향을 줘 신부전 증상이 나타날 수 있으며 간 기능 저하와 간 손상 위험이 있다. 뇌와 폐에도 심각한 손상을 줄 수 있다. 다른 장기에 미칠 영향을 최소화하려면 즉각 치료가 필요하다.

심부전은 원인과 증상 정도에 따라 약물치료를 적용하며 산소공급이 필요한 경우 산소를 투여해 환자 생명을 유지한다. 구조적 문제가 발생하면 중재 시술 또는 수술 등을 통해 심장 기능을 회복할 수 있다.

심부전을 예방하려면 식습관을 비롯해 생활습관을 건강하게 유지해야 한다. 금연과 절주를 해야 하며, 음식은 싱겁게 골고루 섭취한다. 매일 30분 이상 자신의 체력에 맞는 운동을 하고, 스트레스를 줄어야 한다.

심부전을 앓고 있는 사람자들에게 가장 좋은 방법은 더운 날씨에 외출을 피하고 수분을 꾸준히 보충하는 것이다. 날씨가 더우면 우리 몸은 땀을 배출하기 위해 피부 혈관들이 확장돼 혈액이 피부 주위로 몰린다. 또한 땀을 많이 흘린 상태에서 수분 섭취를 충분히 하지 않으면 탈수가 진행돼 혈액량이 줄어든다.

그러면 심장은 혈압을 유지하고 전신에 혈액을 공급하기 위해 더 빨리, 그리고 더 세게 뛴다. 또 혈액이 농축돼 혈전이 발생할 위험도 증가한다. 따라서 심장 기능이 떨어지는 심부전 환자, 심혈관질환 위험성이 높은 환자라면 폭염을 피하는 게 상책이다.

조동혁 고려대학교 안암병원 순환기내과 교수는 "심장 건강과 생명에 직결된 긴급한 질환이므로 의심되는 증상이 나타나면 즉시 전문가와 상의하거나 응급 의료기관을 찾아야 한다"며 "최근 들어 심부전을 호전시키는 약제들이 개발돼 입증되고 있다"고 말한다.

조 교수는 "심부전 호전 약제를 적절한 시점에 전문가와 상의해 투약하고 유지하는 게 중요하다"며 "원인 질환과 증상에 따라 각 환자의 치료법이 다르게 적용되므로 최상의 치료법을 찾기 위해 전문의의 정확한 진단을 통해 철저한 관리가 이뤄져야 한다"고 조언한다.

한편, 기후변화도 심부전에 영향을 줄 수 있는 것으로 나타났다. 기후변화란 지구 표면에서 우주로 방출되어야 할 태양에너지가 온

실 효과로 인해 빠져나가지 못해 지구 온도가 높아지는 것이 주요 원인이다.

2022년 유럽심장학회 학술지인 'ESC 심부전'에 수록된 프랑스 몽펠리에대학 연구팀의 논문을 보면 최근 기후 변화 영향으로 발생한 기온 상승이 심장병 질환자들의 건강에 대한 위험을 높일 수 있다.

연구팀은 유럽 전역에서 극심한 폭염이 발생한 2019년 6~9월 사이에 더운 날씨가 심부전 이력이 있는 사람들 1,420명의 체중에 어떤 영향을 미쳤는지를 관찰했다. 체중 변화를 관찰하는 이유는 체중이 줄고 몸의 수분이 줄어드는 것이 심부전으로 인한 입원의 주요 이유가 되는 울혈(피가 뭉치는 것)과 관계 있기 때문이다.

관찰 결과, 기온이 높아지면서 환자의 체중이 크게 줄고 심부전 상태도 악화했다. 극심한 더위로 인해 사람들은 평소보다 더 많은 수분을 잃지만, 심부전 환자들은 이뇨제까지 복용하기에 일반 사람들보다도 수분이 더 많이 빠져나갔다. 연구진은 건강한 사람들은 더울 때 수분을 더 많이 섭취하면 몸이 자동으로 소변 배출량을 조절하지만, 이뇨제를 복용한 심부전 환자들은 이 기능이 제대로 이뤄지지 않는다고 밝혔다.

Q **심부전이란 무엇인가요?**

A 심장이 충분히 혈액을 펌프하지 못하는 질환입니다. 심부전은 다양한 기저질환에 의한 일종의 합병증입니다. 심장 혈관이 막히는 관상동맥질환이나 맥박이 불안정하거나 심장 근육 자체가 약해지는 심근증 등 원인이 다양합니다.

Q **심부전의 증상은 무엇인가요?**

A 가장 흔한 증상은 호흡곤란입니다. 초기에는 힘들게 움직일 때만 숨이 차지만, 심해지면 눕거나 잠을 잘 때도 숨이 찬 증상이 나타납니다. 또 발목과 종아리 등 하지가 붓고 심하면 복수가 찹니다. 일부는 소화가 안 된다고 호소하기도 합니다.

Q **심부전의 위험 요인은 무엇인가요?**

A 생활습관에 의한 비만, 대사증후군, 당뇨에 의한 심부전이 최근 크게 늘고 있습니다. 또한 특별한 질환이 없어도 나이가 들수록 위험이 커지는데, 60~70대의 5.5%, 80세 이상에서는 12%가 심부전을 진단받는다는 통계도 있습니다.

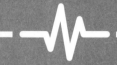

04
몸속 시한폭탄
'부정맥'

스마트워치나 인체 삽입형 기기 등이
부정맥 진단에 도움이 된다

●

| 의학 자문 인용 |

진은선 강동경희대병원 심장혈관내과 교수

●

"부정맥은 대부분의 경우
갑자기 생겼다 갑자기 사라지므로
한 가지 검사만으로는
확진이 어렵다."

● 　　맥박이 고르지 않게 뛰는 부정맥은 증상이 갑자기 나타나는 경우가 많아 진단이 어렵다. 따라서 제대로 된 치료를 위해서는 우선 평소에 정확한 진단을 받아야 한다.

　　진은선 강동경희대병원 심장혈관내과 교수는 "부정맥은 증상과 위험이 달라 쉽게 위험하다, 아니다를 말하기 어렵다"며 "부정맥 증상이 있다면 정확한 진단을 통해 전문의와 함께 치료 방법을 결정하는 것이 중요하다"고 조언한다.

　　부정맥은 글자 그대로 맥박이 비정상인 상태다. 맥박이 정상적이지 않은 모든 상태, 즉 너무 느리거나(서맥) 혹은 너무 빠르게(빈맥),

불규칙하게 뛰는 것을 모두 부정맥이라고 한다.

부정맥은 갑작스러운 심장마비나 급사를 일으키는 위험한 질환부터 심방·심실조기수축처럼 일반인에게서도 흔하게 발생하는 경미한 질환까지 매우 다양하다.

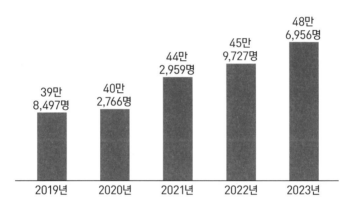

| 2019~2023 부정맥질환 환자 수 |

자료: 건강보험심사평가원

부정맥 중 가장 흔한 '심방세동'은 불규칙한 빈맥이 특징으로 심부전을 일으키고 돌연사 위험과 뇌졸중(뇌경색) 위험도 높일 수 있다.

부정맥 치료는 먼저 정확한 진단부터 내려야 한다. 부정맥은 갑자기 생겼다 갑자기 사라지는 경우가 대부분이어서 한 가지 검사만으로 확진이 어려울 수 있다.

갑자기 심장이 세차게 빨리 뛰거나, 너무 늦게 뛰거나, 불규칙하게 뛰는 등 증상이 느껴진다면, 먼저 스스로 손목의 맥박을 짚어보고, 맥박이 규칙적으로 뛰는지 확인해야 한다.

심장이 분당 60~100회 뛰면 정상 범주이며 불규칙하거나 지나치게 빠르거나 느릴 때는 병원을 찾아 진료를 받아보는 것이 좋다.

진 교수는 "평소에 심방세동 증상이 없어도 발생 가능성이 있다면 이를 방치해서는 안 된다"고 조언한다. 심방세동 같은 부정맥은 증상이 항상 나타나지 않아 건강검진을 받아도 부정맥을 발견하지 못할 가능성이 커 위험하기 때문이라는 것이다.

이어서 "심방세동 때문에 심방 안에 혈액이 정체되면 혈전이 발생한다. 심장에서 나간 혈액은 대동맥을 타고 가장 먼저 머리로 올라가는데, 여기로 혈전이 뇌혈관을 막는 뇌경색·뇌졸중이 발생하는 경우가 많다"고 덧붙인다.

병원에서 시행하는 가장 일반적인 부정맥 검사는 심전도 검사다. 증상이 발생했을 때 바로 심전도를 찍는 것이 가장 정확하다. 따라서 가까운 병원 중 심전도 검사가 가능한 병원을 미리 파악해 두고, 증상이 있을 때 병원을 찾아 검사받아야 한다.

보통 부정맥은 증상이 오래 지속되지 않아서 병원에 도착하기도 전에 사라지는 경우가 많다. 최근에는 스마트워치 등을 통한 웨어러블 심전도 검사가 가능해져 기기를 착용하는 것만으로 쉽게 맥박과 심전도 측정이 가능하다.

맥박만 측정하는 기기는 대략적인 부정맥 유무 정도만 판단할 수 있다. 심전도까지 확인할 수 있는 기기는 부정맥을 진단할 수도 있다.

두근거림 등 부정맥 증상이 있다면 기기를 이용해 심전도를 찍어 보고 병원에서 진료받으면 유용하다.

부정맥은 종류에 따라 치료법이 다양하다. 빈맥은 약물로 발생을 조절할 수 있지만 때에 따라 고주파 도자 절제술 같은 시술 치료가 필요하다. 서맥은 약물로는 치료할 수 없으며 인공심장박동기 시술로 느린 심장을 제대로 뛰게 만들어 줄 수 있다.

급사를 일으킬 수 있는 심실세동은 체내 삽입형 제세동기를 통해 예방할 수 있다. 부정맥이 발생하면 자동으로 전기 충격을 내보내 부정맥을 멈추게 한다.

Q 부정맥의 증상은 무엇인가요?

A 심장의 맥박이 정상적인 리듬을 벗어나는 질환인 부정맥은 갑자기 심장이 세차게 빨리 뛰거나, 너무 늦게 뛰거나, 불규칙하게 뛰거나, 두근거림 등의 증상이 나타납니다. 이런 증상이 나타나면 먼저 스스로 손목의 맥박을 짚어보고, 맥박이 규칙적으로 뛰는지 확인해야 합니다.

Q 부정맥이 왜 위험한가요?

A 갑작스러운 심장마비나 급사를 일으킬 수 있기 때문입니다. 하지만 모든 부정맥이 위험한 것은 아니며, 심방·심실조기수축처럼 일반인에게서도 흔하게 발생하는 경미한 부정맥도 있습니다.

Q 부정맥은 어떻게 진단하나요?

A 병원에서 시행하는 가장 일반적인 부정맥 검사는 심전도 검사입니다. 증상이 발생했을 때 바로 심전도를 찍는 것이 가장 정확합니다. 스마트워치 등을 통한 웨어러블 심전도 검사가 가능해졌지만 맥박만 측정하는 기기는 대략적인 부정맥 유무 정도만 판단할 수 있고 심전도까지 확인할 수 있는 기기가 부정맥을 진단할 수 있습니다.

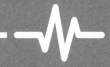

05
뇌경색의 주요 원인
'경동맥 협착증'

혈관의 절반 이상이 막혀도
자각하지 못한다

●

| 의학 자문 인용 |

최진욱 아주대학교병원 영상의학과 교수

"경동맥 협착증은 경동맥에
혈류 저하가 발생하는 질환이다.
뇌세포 손상으로 이어지는
뇌경색과 연관된다."

● 　매년 10월 29일은 세계뇌졸중기구가 지정한 '세계 뇌졸중의 날'
이다. 일교차가 크고 날씨가 쌀쌀해지는 10월부터는 뇌졸중 발생 위
험이 높아진다.

뇌졸중은 뇌경색과 뇌출혈로 나뉜다. 경동맥이 좁아지고 딱딱해
져, 혈액이 흐르지 못하는 '경동맥 협착증'은 뇌경색의 주요 원인이
다. 아래턱 좌우에서 조금 내려간 부위가 경동맥이다.

경동맥은 맥박 측정 이외에도 뇌로 가는 혈액의 80%가 통과하는
혈관으로서 매우 중요한 역할을 수행하고 있다. 맥박은 동맥과 피부
가 가까운 부위에서 쉽게 확인할 수 있다. 우리가 흔히 알고 있는 손

목뿐만 아니라 목에서도 맥박을 측정할 수 있다.

경동맥 구조를 보면, 뇌로 가는 혈액에 관여하는 내경동맥과 안면 부위로 전달하는 외경동맥으로 구성돼 있다. 문제는 내경동맥과 외경동맥이 갈라지는 분지에 혈전이 축적되면 발생하는데, 이것이 바로 '경동맥 협착증'이다.

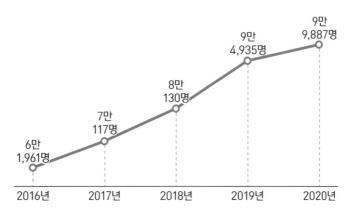

| 2016~2020 경동맥 협착증 환자 수 |

자료: 건강보험심사평가원

혈관은 절반 이상 막힌 상황에서도 환자가 자각할 증상이 거의 없다고 알려져 경동맥 협착증의 조기 진단에 어려움을 겪는다. 혈관의 절반이 막혀도 환자 본인이 인지하기 어려울 정도다.

다른 유형에 비해 재발 위험도 크며, 좁아진 혈관으로 인해 혈류 저하가 만성화되면 혈관성 치매의 원인이 되기도 한다. 고혈압, 당뇨병, 고지혈증, 흡연 등 위험 요인이 있다면 경동맥 초음파 같은 정기 검진으로 발견해야 한다.

혈관의 협착이 70% 이상 진행됐으면 수술이나 대퇴(허벅지)동맥에 구멍을 뚫고 관을 삽입해 경동맥 협착증이 있는 부위에 스텐트를 펼쳐 혈관을 넓혀주는 경동맥 스텐트 삽입술 등의 시술을 할 수 있다.

최진욱 아주대학교병원 영상의학과 교수는 "스텐트 삽입술이 수술에 비해 회복이 빠르고 통증은 적어 환자의 부담을 덜 수 있다"며 "적기를 놓치지 말아야 한다. 위험 요인이 있다면 40대부터 경동맥 초음파 검사를 받아보라"고 예방을 권한다.

경동맥은 심장에서 나온 혈액을 뇌로 보내 뇌가 원활히 기능할 수 있도록 에너지를 공급하는 혈관이다. 이런 경동맥이 갑자기 막히거나 좁아지고 딱딱해져 혈류 저하가 발생하는 질환이 경동맥 협착증이다. 이는 뇌세포 손상으로 이어지는 뇌경색과 연관된다.

국내 환자는 2016년 6만 2,000명에서 2020년 10만 명으로 급속히 늘어났고 연평균 증가율이 12.7%에 달한다. 40대에 심각한 경동맥 협착증으로 수술받는 환자가 급증하고 있어 60대에 절정에 이른다고 최 교수는 설명한다.

경동맥 협착증의 흔한 원인은 '죽상 동맥경화'다. 동맥경화가 심하게 좁지 않더라도 갑작스럽게 혈전이 커져 좁은 혈관을 막을 수 있다. 동맥경화의 좁은 부위를 경화반이라고 하며 이게 불안정해 파열

되면 갑작스럽게 혈전이 생겨 혈관을 막는 현상이다.

해외 연구에 따르면 경동맥이 60% 이상 좁아진 경우 5년 내 뇌경색 발생률이 10% 전후, 최근 뇌경색 증상이 있었던 환자 중 경동맥이 70% 이상 좁아진 경우 약물요법을 해도 2년 내 뇌졸중 재발률이 26%에 달한다.

최 교수는 "뇌는 4개의 혈관(2개의 경동맥, 2개의 척추동맥)을 통해 혈액을 공급받는데, 해당 혈관이 좁아지면 혈류가 줄어들어 뇌졸중을 일으키고, 좁아진 혈관에서 혈전이 생기면 뇌혈관을 막아 뇌경색을 초래한다"고 강조한다.

경동맥은 절반 이상 좁아도 특별한 증상이 나타나지 않는다. 만약 증상이 나타난다면 일시적인 시력 소실, 어지럼증, 한쪽 팔다리 마비, 언어 장애 같은 안구 혹은 신경 증상이다. 증상이 몇 분 안에 혹은 몇 시간 안에 저절로 소실되는 일과성 허혈 발작도 경험할 수 있다.

최 교수는 증상을 경험할 정도면 심각한 수준이라며 "경동맥 협착증은 굉장히 발생 빈도가 높다. 성인 기준 발생률은 5~6%인데 위험성에 비해 많은 사람이 인지하지 못한 채 살고 있다. '무증상 협착증'이라고 부르지만 미리 발견하는 게 가장 좋다"고 당부한다.

경동맥 협착증은 경동맥 초음파로 진단할 수 있으며 필요한 경우 CT(컴퓨터 단층촬영), 경동맥 도플러 검사, 자기공명 촬영(MRI)을 이용한 경동맥 조영술로 확인한다. 협착이 심하거나 뇌허혈증상이 있으면 예방 차원에서 경동맥 확장술을 시행해 뇌경색을 예방한다.

치료 방법으로는 항혈소판제제와 같은 약물을 투여하는 방법과 혈관 수술로 혈관 내벽의 죽상경화반(기름 찌꺼기가 뭉친 것)을 제거(경동맥 내막절제술)하거나 혈관 우회로를 만드는 방법이 있다.

최근에는 뇌혈관 중재술(뇌혈관 등에 발생한 질병을 치료하는 시술)이 발달해 그중 '경동맥 스텐트 삽입술'을 활용한다. 최 교수는 "삽입술 기구들과 약의 발달로 치료 경험이 쌓이며 스텐트 삽입술 효과가 점차 좋아졌다. 시술과 수술은 상호 보완적"이라고 말한다.

대퇴(허벅지)동맥에 구멍을 뚫고 관(와이어)을 삽입해 경동맥 협착증이 있는 부위까지 스텐트라는 금속 그물망을 펼쳐 좁아진 혈관을 넓혀주는 시술인 경동맥 스텐트 삽입술은 머리 쪽으로 너무 높게 위치해 수술 등이 불가능한 환자 등을 대상으로 유용하다.

국소마취와 약간의 안정제 투여로 시술을 할 수 있어 신경학적 변화를 관찰할 수 있고 경부(목) 조직에 물리적 손상을 주지 않기 때문에 뇌신경 손상, 감염 등의 위험이 없다. 또 회복 시간이 빠르고 대부분 하루 정도 입원하는 것으로 치료가 가능하다는 장점이 있다.

스텐트 삽입술은 협착 정도와 증상 유무 등 일정 기준을 충족하면 건강보험 급여를 적용받을 수 있다. 스텐트 삽입술이 필요한 경동맥 협착증은 4대 중증 질환인 뇌혈관질환에 해당해 환자는 요양 급여비의 5%만 부담하면 된다.

당뇨, 고혈압, 흡연 등 위험 요인이 있다면 반드시 조기 진단을 받으라고 강조한 최 교수는 "갑자기 정신을 잃거나, 눈이 잘 안 보이거나, 어지럽거나, 말이 잘 안 나온다면 경동맥 문제가 아닌가 생각하고 병원에 와야 한다. 골든타임을 놓치지 말아야 한다"고 강조한다.

또한, 흡연자는 반드시 금연하고 혈압을 조절해야 한다. LDL 콜레스테롤이 100㎎/㎗ 이상이라면 스타틴계 약물치료를 병행하는 게 좋다. 당뇨병이 있다면 엄격한 혈당 조절이 필수다. 반면 혈관의 협착 정도가 50~60%라면 저용량 아스피린 등 항혈소판 약물치료를 권고한다.

Q 경동맥 협착증이란 무엇인가요?

A 아래턱 좌우에서 조금 내려간 부위인 경동맥이 좁아져 뇌로 가는 혈류가 부족해지는 질환입니다. 경동맥이 좁아지고 딱딱해져 혈액이 흐르지 못하는 경동맥 협착증은 뇌경색의 주요 원인입니다.

Q 경동맥 협착증의 증상은 무엇인가요?

A 경동맥은 절반 이상 좁아도 특별한 증상이 나타나지 않습니다. 만약 나타난다면 일시적인 시력 소실, 어지럼증, 한쪽 팔다리 마비, 언어 장애 같은 안구 혹은 신경 증상이 있을 수 있습니다. 또한 증상이 몇 분 안에 혹은 몇 시간 안에 저절로 소실되는 일과성 허혈 발작도 경험할 수 있습니다.

Q 경동맥 스텐트 삽입술은 어떤 시술인가요?

A 대퇴동맥에 구멍을 뚫고 관을 삽입해 협착된 부위에 스텐트를 삽입하여 혈관을 넓히는 시술입니다. 시술 후 하루 정도 입원하면 퇴원할 수 있습니다. 일정 기준을 충족하면 건강보험 급여가 가능합니다.

06
속이 울렁거리고 구토 나면
'신부전' 의심

신장 기능이 10% 이하이면
평생 치료받아야 한다

| 의학 자문 인용 |

김순배 서울아산병원 신장내과 교수

"당뇨로 혈당이 올라가면
혈액과 노폐물을 걸러내는
신장 사구체의 여과 기능을 떨어뜨려
신장 기능을 저하시킨다."

● 　속이 울렁거리고 토할 것 같은 증상이 나타나면 통상 음식을 잘못 먹었다고 생각하기 쉽다. 소화제를 먹어도 이 같은 증상이 지속된다면 신부전을 의심해 볼 필요가 있다.

신부전은 신장 기능이 떨어져 정상적으로 소변을 만들지 못하는 상태다. 신부전의 흔한 원인은 당뇨, 고혈압, 사구체신염이다. 그중 가장 흔한 원인은 당뇨다. 신부전 환자의 50% 이상이 당뇨를 앓고 있다.

김순배 서울아산병원 신장내과 교수는 "소변이 만들어지지 않으면 몸 안의 노폐물을 배출하는 데 문제가 생긴다"며 "결국 몸 안의 수분과 전해질의 균형이 깨져 여러 가지 신진대사에 문제가 생긴다"고 설명한다.

특히 신장 기능이 갑자기 떨어지는 급성 신부전의 경우 소변량이 감소하는 핍뇨가 대표적인 증상이다. 간혹 소변량이 어느 정도 유지되는 비핍뇨성 신부전도 나타날 수도 있다. 다른 증상으로는 오심 및 구토, 경련, 부종, 고혈압, 울혈성 심부전, 폐부종 등의 심혈관계 증상, 산혈증 등이 있다.

급성 신부전의 원인은 크게 세 종류가 있다. 첫째, 신장으로 공급되는 혈액량(수분)의 감소다. 심한 탈수, 쇼크, 심부전(심장 기능 이상)으로 혈류량이 줄어들면 신부전이 발생한다. 다음으로 신장 자체에 문제가 있는 경우다. 신장에 사구체질환, 세뇨관질환, 신혈관질환 등이 생겼다면 급성 신부전이 발생한다. 세 번째는 신장에서 정상적으로 소변이 배출되는 길에 문제가 생긴 경우다. 요로결석이나 종양 등으로 요로가 막히면 신부전이 발생할 수 있다.

초기 신부전은 많은 경우에 고혈압이나 빈혈 그리고 전신 쇠약감 등이 나타난다. 하지만 환자 본인이 이상을 느끼고 병원에 오는 경우는 많지 않다. 식욕부진과 구토 등이 나타나기 시작했다면 이미 신장 기능이 거의 없어 투석이나 신장이식이 필요한 단계다.

당뇨나 고혈압으로 인한 합병증으로 신장이 완전히 망가져, 결국 투석을 하거나 신장이식 수술까지 받는 경우도 많다.

당뇨로 혈당이 올라가면 혈관이 손상될 수 있다. 이는 신장에도 영향을 미치는데 혈액과 노폐물을 걸러내는 신장 혈관꽈리(사구체)의 여과 기능을 떨어뜨려 신장 기능을 저하시킨다. 고혈압 역시 신장 사구체 내 압력을 증가시켜 장기적으로 신장 기능을 서서히 감소시킨다.

| 만성 신부전 자가 진단 |

- □ 혈압이 올라간다.
- □ 눈 주위, 손, 발 등이 붓는다.
- □ 소변이 붉거나 탁하다.
- □ 소변에 거품이 많이 생긴다.
- □ 자다가 일어나 소변을 자주 본다.
- □ 소변량이 줄어들거나 소변 보기가 힘들어진다.
- □ 쉽게 피로해진다.
- □ 입맛이 없고 체중이 줄어든다.
- □ 몸 전체가 가렵다.
- □ 집중력이 떨어진다.

※위 증상 중 한 가지라도 나타나고 3개월 이상 지속되면 의료 전문가의 진단을 받아야 한다.

출처: 대한신장학회

김 교수는 "당뇨와 고혈압은 조금만 관리가 소홀하면 뇌, 심장, 신장, 혈관 등에 심각한 합병증을 일으킬 수 있다"며 당뇨 및 고혈압 환자들의 관리를 당부한다.

신부전의 치료 방법에는 투석 또는 이식이 있다. 투석은 신장 기능이 10% 이하로 감소되거나 식욕부진, 구역질 등의 요독증 증상이 나타나면 시작한다. 투석은 혈액투석과 복막투석이 있다. 두 가지 투석 모두 평생 해야 하고 또 정상적인 일상생활을 유지하기 어려워 무척 괴로운 치료법이다.

신장이식은 근본적인 치료가 가능하다. 하지만 누구나 선택할 수 있는 방법은 아니다. 우선 신장 제공자가 없으면 수술이 불가능하다. 또한 수술 후에도 장기가 거부반응을 일으키거나 이를 해결하기 위한 면역억제제 사용으로 인한 부작용이 있을 수 있다.

감염 등 몸에 염증이 있거나, 심장질환, 뇌졸중 등 다른 합병증이 심한 환자는 신장이식을 할 수 없다. 이외에도 고령이나 당뇨병이 있는 경우 여러 부작용이 나타날 수 있어 주의가 필요하다.

건강 **Q** & **A**

Q 신부전이란 무엇인가요?

A 신장 기능이 떨어져 정상적으로 소변을 만들지 못하는 상태입니다. 혈액 속 노폐물과 여분의 수분을 제거하는 역할을 하는 신장이 제대로 기능하지 못하면 몸에 해로운 물질들이 쌓여 심각한 건강 문제를 일으킬 수 있습니다.

Q 신부전의 증상은 무엇인가요?

A 소변량이 감소하는 핍뇨가 대표적인 증상입니다. 간혹 소변량이 어느 정도 유지되는 비핍뇨성 신부전도 나타날 수도 있습니다. 다른 증상으로는 오심 및 구토, 경련, 부종, 고혈압, 울혈성 심부전, 폐부종 등의 심혈관계 증상, 산혈증 등이 있습니다.

Q 신부전은 어떻게 치료하나요?

A 신부전의 치료 방법에는 투석 또는 이식이 있습니다. 투석은 신장 기능이 10% 이하로 감소하거나 식욕부진, 구역질 등의 요독증 증상이 나타나면 시작합니다. 투석은 평생 해야 하고 정상적인 일상생활을 유지하기 어려워 괴로운 치료법입니다. 신장 이식은 근본적인 치료가 가능하지만 신장 제공자가 없으면 수술이 불가능합니다. 또한 수술 후에도 장기가 거부반응을 일으키거나 면역억제제 사용으로 인한 부작용이 있을 수 있습니다.

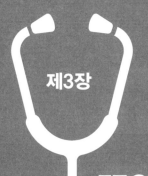

제3장

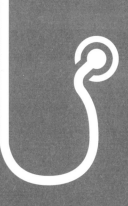

끝이
안 보이는
살과의 전쟁

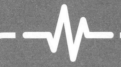

01
비만 손실 비용
연간 '5,600조 원'

BMI 30 이상이고 동반 질환이 있다면
치료보다 수술을 권한다

•

| 의학 자문 인용 |

김종원 중앙대학교병원 외과 비만대사수술클리닉의 교수
김혜란 보험연구원 연구원
이혜준 중앙대학교병원 가정의학과 비만클리닉 교수

"BMI가 35 이상이거나,
30 이상이면서 비만 동반 질환이 있고
비수술적 치료로 체중 감량에 실패한 경우
수술을 고려할 수 있다."

최근에는 비만도 질환으로 생각하고 예방과 치료에 관심을 가져야 한다는 경고가 잇따르고 있다. 비만으로 인한 경제적 손실이 막대하다는 전망도 나왔다. 의료진도 "만병의 근원이 되는 비만은 치료 방법이 다양하다"며 관심을 촉구한다.

보험연구원의 김혜란 연구원은 최근 '비만의 사회·경제적 손실'을 다룬 보고서를 통해 "(현재의) 예방과 치료 조치가 개선되지 않을 경우, 매년 비만으로 전 세계 국내총생산(GDP)의 약 3%에 해당하는 4조 3,200억 달러의 경제적 손실이 발생할 것"이라고 관측한다.

김 연구원은 "이는 2020년 코로나19로 세계 경제가 3% 위축된 것으로 추정되는 규모와 비슷하다. 경제적 손실에는 비만 때문에 발생한 만성질환 등을 치료하는 직접적인 의료비용과 간접비용인 생산성 손실이 포함된다"고 소개한다.

구체적인 생산성 손실로는 비만으로 인한 직원의 결근, 직장에서의 생산성 저하, 보험 산업에서의 장애 보험 지급 증가, 조기 퇴직 및 조기 사망률에 의한 손실 등이 지적됐다. 2020년 기준 전 세계 인구의 7명 중 1명이 비만이었고 2035년에는 4명 중 1명이 비만일 것으로 예상한다.

| 2018년 기준 BMI(체질량지수) 비만 분류표 |

구분	BMI
저체중	18.5 미만
정상	18.5 이상 ~ 23 미만
비만 전 단계	23 이상 ~ 25 미만
비만	25 이상
1단계 비만	25 이상 ~ 30 미만
2단계 비만	30 이상 ~ 35 미만
3단계 비만	35 이상

출처: 대한비만학회

특히 몸무게를 키의 제곱으로 나눈 '체질량지수(BMI)'가 30 이상이면 고도비만으로 치료가 필요하다.

이혜준 중앙대학교병원 가정의학과 비만클리닉 교수는 "병원까지 가야 하나라고 생각할 수 있지만, 비만은 여러 치명적인 합병증을 유발할 수 있어 체계적으로 치료할 필요가 있다"고 말한다.

체질량지수가 $1kg/m^2$ 늘 때마다 당뇨병 발생 위험이 20%씩 높아지고 정상 체중보다 비만이면 당뇨병 발생 위험이 5~13배 높아진다는 연구 결과도 있다. 이외에도 비만인 사람은 정상 체중인 사람보다 허혈성 위험이 64% 더 높다는 보고도 있다.

이 교수는 "25년간 추적 연구한 결과 비만으로 인한 남성 암 사망자가 약 14%, 여성 암 사망자는 20%였다"면서 "한 추적 연구에 따르면 대장암, 간암, 담도암, 전립선암, 신장암, 갑상샘유두암, 소세포폐암, 비호치킨림프종·흑색종 발생 위험이 체질량지수가 높을수록 증가했다"고 강조한다.

비만의 치료법으로는 식이요법, 운동요법 등 생활습관 개선·치료, 약물치료, 수술 치료가 있는데 비만 정도와 동반 질환 등을 확인하고 전문의 진료하에 개인별 체중 감량 목표를 정해야 한다. 또한, 최근에는 다양한 약이 많이 출시돼 선택의 폭도 넓어진 편이다.

체질량지수가 $35kg/m^2$ 이상이거나, 체질량지수 $30kg/m^2$ 이상이면서 비만 동반 질환을 지닌 환자가 비수술적 치료로 체중 감량에 실패한 경우 수술을 고려할 수 있다. 국내에서 많이 시행되는 수술은 위에서 잘 늘어나는 위저부(위의 상부)를 제거해 음식 섭취량을 줄여주는 위소매절제술이다.

김종원 중앙대학교병원 외과 비만대사수술클리닉 교수는 "체질량지수 35kg/㎡ 이상이거나 30kg/㎡ 이상이면서 고혈압, 당뇨병 등 동반 질환이 있는 경우 건강보험을 적용받아 수술할 수 있다. 고도비만은 다양한 합병증으로 사망 위험이 높고, 또 치료가 필요한 질환"이라고 설명한다.

식이요법이나 운동, 약물 등으로 체중 감량이 어려운 경우 수술을 해야 한다. 건강보험이 적용되면서 국내에서 수술받는 고도비만 환자 수가 늘어나고는 있으나 아직은 국내 전체 고도비만 환자 중 0.17% 수준에 불과하다.

김 교수는 "고도비만 환자는 식이요법, 약물요법으로 치료에 조금이라도 반응하는 비율이 3% 미만에 불과해 수술이 가장 확실하고 유일한 치료법"이라며 "수술받으면 사망률이 40% 줄고 당뇨병 사망률은 92%, 심혈관질환 사망률은 59%, 암 사망률은 60% 감소하는 것으로 알려졌다"고 전한다.

Q 최근 비만에 대한 경고가 잇따르는 이유는 무엇인가요?

A 비만은 만성질환, 심혈관질환, 암 등 다양한 질환의 위험을 높이기 때문입니다. 2020년 기준 전 세계 인구의 7명 중 1명이 비만이었고, 2035년에는 4명 중 1명이 비만이 될 것으로 예상됩니다. 경제적 손실도 엄청나 매년 비만으로 전 세계 국내총생산(GDP)의 약 3%에 해당하는 4조 3,200억 달러가 증발하고 있습니다.

Q 비만 치료는 어떻게 이루어지나요?

A 식이요법, 운동요법 등 생활습관 개선이 가장 기본적인 치료법입니다. 이 밖에도 약물치료가 있습니다. 체질량지수가 35kg/㎡ 이상 또는 체질량지수 30kg/㎡ 이상이면서 비만 동반 질환을 지닌 환자가 비수술적 치료로 체중 감량에 실패한 경우 수술(위소매절제술)을 고려할 수 있습니다.

Q 비만 예방 및 치료를 위해 개인이 할 수 있는 일은 무엇인가요?

A 건강한 식단을 섭취하고, 규칙적으로 운동하며, 충분한 수면을 취하는 것이 중요합니다. 또한 체중 관리에 힘쓰고 비만으로 인해 건강 문제가 발생하거나 체중 감량에 어려움을 겪는 경우 전문의 진료를 받는 것이 중요합니다.

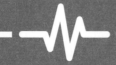

02

3040 남성 절반은
'비만' 체형

개인 의지나 습관 개선만으로
감량하기는 힘들며 적절한 치료가 필요하다

●

| 의학 자문 인용 |

강지현 건양대병원 가정의학과 교수

"비만율의 경우 남성은
사회생활이 활발한 30~40대에서 높다.
하지만 병원을 찾는 남성은
여성의 절반도 안 된다."

● 　최근 남성 2명 중 1명은 비만이라는 통계가 나와 국민 건강에 대한 우려의 목소리가 커지고 있다. 특히 비만율의 경우 여성은 주로 고령층에서 높게 나왔지만, 남성은 사회생활이 활발한 30대와 40대 에서 높았다.

　그런데 비만 치료를 위해 병원을 찾은 남성 환자 수는 여성 환자 수의 절반을 밑돌아 치료 필요성에 대한 인식 부족은 물론, 청장년 남성들의 동반 질환 발병 위험이 클 것으로 조사됐다.

　비만 진단에는 체질량지수(몸무게를 키의 제곱으로 나눈 값)가 가장 보편적으로 쓰인다. 지수가 23~24kg/㎡를 과체중, 25kg/㎡ 이상이면 성인 비만으로 각각 진단하며 몸무게 상관없이 남성은 허리둘레 90㎝ 이상, 여성은 85㎝ 이상이면 복부비만으로 진단한다.

의료계에 따르면, 2020년 기준 국민건강통계에서 남성의 48%가 비만으로 집계됐다. 2010년 36.4% 이후 10년 새 11.6%p(포인트) 증가한 것이다. 특히 남성 비만의 경우, 비만의 정도가 여성 대비 높고 비교적 젊은 나이에 나타난다는 게 특징이다.

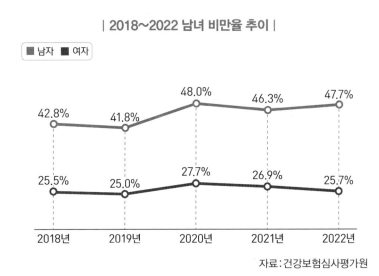

| 2018~2022 남녀 비만율 추이 |

자료:건강보험심사평가원

대한비만학회 분석 결과, 2009~2019년 11년간 남성에서의 고도비만, 초고도비만 발병률이 4배 가까이 증가했다. 2019년 기준 고령층에서 비만율이 높았던 여성과 달리 남성은 30대(52.2%)와 40대(50.8%)에서 가장 높았다.

건강보험심사평가원에 따르면, 지난해 비만 치료를 위해 병원을 찾은 남성 환자(9,676명)가 여성 환자(2만 494명)의 절반에도 미치지 못한다고 한다. 특히 30~40대 남성 비만율이 같은 연령대 여성 비만율의 2배 이상인데도, 대부분 여성만 치료받는 셈이다.

의료계는 남성이 과체중이거나 비만이더라도 이에 대한 객관적 인지가 여성보다 낮고, 스스로 체형에 만족하는 경향이 높다는 점을 원인으로 꼽는다. 하지만 비만은 체형 변화뿐만 아니라 신체적, 정신적으로 부정적 영향을 유발한다는 게 여러 연구로 드러나고 있다.

비만학회가 낸 '2021 비만 팩트시트'에 따르면 제2형 당뇨병의 경우, 비만 인구에서 정상 체중 인구 대비 그 발병 위험도가 2.6배 증가한다. 특히 젊은 연령일수록 그 증가가 뚜렷해 20~39세의 비만 환자는 제2형 당뇨병 발병 위험이 정상 체중의 5.9배에 달한다.

이와 함께 심근경색 1.2배, 뇌졸중 1.1배, 갑상샘암도 남성 기준 1.5배로 모두 정상 체중 인구 대비 비만 환자에서 그 위험도가 증가한다. 이밖에 근골격계 질환, 담석 발생률 증가, 호흡기계 질환, 신경계 질환의 발생 위험과 정신적 질환과의 연관성도 규명된 바 있다.

아울러 남성 비만의 경우 남성 호르몬 농도가 저하되며, 이는 성선기능저하증의 원인이 돼 발기부전, 성기 크기의 감소로 이어질 수 있다. 비만에 따른 남성 호르몬 농도 감소는 국내 젊은 남성 비만 환자에게서도 나타나는 것으로 밝혀졌다.

최근 건양대학교병원 가정의학교실은 3년간 비만클리닉을 방문한 20~39세 비만 남성 환자 270명을 대상으로 혈청 남성 호르몬 농도에 영향을 미치는 인자를 확인하는 연구를 진행했다. 그 결과 체질량지수, 허리둘레, 체지방률이 높을수록 남성 호르몬 농도가 낮았다.

| 정상 체중 인구 대비 비만 환자의 동반 질환 발병 위험도 |

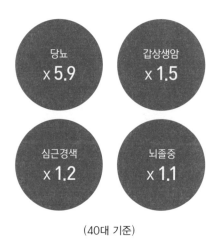

당뇨 x 5.9

갑상샘암 x 1.5

심근경색 x 1.2

뇌졸중 x 1.1

(40대 기준)

상관관계의 정확한 기전은 밝혀지지 않았지만, 호르몬 농도의 감소는 내장지방 비율을 높이며 상하부, 뇌하수체, 생식선축을 억제한 채 남성 호르몬 농도를 더 낮췄다. 비만과 남성 호르몬은 서로 '쌍방향적 영향'을 주고받는 것으로 연구팀은 추정했다.

삶의 질과 생명에 큰 위협을 가하는 비만은 정확한 의학적 진단과 적극적인 치료를 통해 관리할 수 있다. 의료계는 식사 치료, 운동 치

료, 행동 치료를 포함하며 부가적인 방법으로 약물치료를 권고하고
있다.

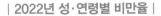

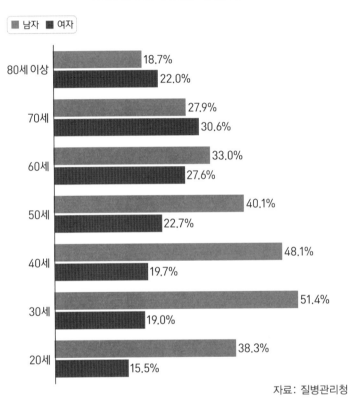

| 2022년 성·연령별 비만율 |

■ 남자 ■ 여자

연령	남자	여자
80세 이상	18.7%	22.0%
70세	27.9%	30.6%
60세	33.0%	27.6%
50세	40.1%	22.7%
40세	48.1%	19.7%
30세	51.4%	19.0%
20세	38.3%	15.5%

자료: 질병관리청

강지현 건양대병원 가정의학과 교수는 "최근 젊은 남성층에서 비
만 환자가 계속 증가하는데 병원을 찾는 비율은 낮다"며 "특히 최근
급증한 고도비만 환자들은 개인 의지, 습관 개선만으로는 감량에 실

패하는 경우가 많아 치료를 병행하는 게 필요할 수 있다"고 말한다.

비만 환자의 증가와 함께 국내 비만 치료제 시장도 급성장하고 있다. 글로벌 제약바이오 연구서비스 기업 아이큐비아에 따르면, 국내 비만 치료제 시장 규모는 2023년 기준으로 1,780억 원이다. 2019년 1,341억 원 규모에서 연평균 7.3% 성장했다.

이 같은 국내 비만 치료제 시장 규모는 2023년 기준 110억 달러(약 15조 3,000억 원) 규모인 글로벌 비만 치료제 시장에서 4위를 차지하고 있다. 가장 큰 비만 약 시장은 미국이다. 이어 브라질, 호주가 꼽혔다. 우리나라 다음으로 캐나다가 시장 규모 5위를 차지하고 있다.

국내 비만 약 시장은 노보 노디스크 '삭센다(성분명 리라글루타이드)'와 알보젠코리아 '큐시미아(성분명 펜터민+토피라메이트)'가 양분하고 있다. 세계 비만 치료 패러다임이 변화하고 있는 만큼 국내도 적극 대응하는 것이 중요하다는 의견이다.

Q 최근 남성 비만 현황은 어떠한가요?

A 최근 남성 2명 중 1명은 비만이라는 통계가 있습니다. 특히 남성 비만율은 2020년 기준 국민건강통계에서 10년 새 11.6%p 증가했으며, 30대와 40대에서 가장 높게 나타났습니다.

Q 남성 비만의 위험 요인은 무엇인가요?

A 남성 비만의 경우 남성 호르몬 농도가 저하되며, 이는 성선기능저하증의 원인이 돼 발기부전, 성기 크기의 감소로 이어질 수 있습니다. 비만에 따른 남성 호르몬 농도 감소는 국내 젊은 남성 비만 환자에도 나타나는 것으로 밝혀졌습니다.

Q 남성 비만의 합병증은 무엇인가요?

A 제2형 당뇨병(2.6배), 심근경색(1.2배), 뇌졸중(1.1배), 갑상샘암(1.5배)이 있습니다. 그 밖에도 근골격계질환, 담석, 호흡기질환, 신경계질환, 정신질환, 성 기능 저하 등이 있습니다.

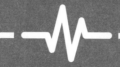

03
살 빼려고 할 때
'아침밥'은 먹어야 할까?

아침에 장시간 공복 운동은
바람직하지 않다

●

"아침에 단 음식물을 섭취하면
혈당 스파이크가 생기고,
이것이 반복돼 인슐린 저항성이 생기면
비만이 되기 쉽다."

● 　새해 목표를 '다이어트를 하겠다', '운동을 하겠다'로 세운 사람들이라면 아침밥을 먹을까 말까, 먹는다면 무엇을 먹어야 할지가 큰 고민이 아닐 수 없다.

　전문가들은 하루 첫 끼니로 무엇을 먹느냐가 다이어트는 물론 건강에 매우 중요하다고 말한다. 잠을 자느라 12시간 이상 공복으로 있어 인슐린 분비가 낮은 상태에서 갑자기 당지수가 높은 음식물이 들어오면 혈당 스파이크가 생기고 이것이 반복돼 인슐린 저항성이 생기면 비만이나 고혈압 등에 걸리기 쉽다.

　혈당 스파이크는 공복 상태에서 특정 음식을 먹은 뒤 혈당이 급격히 올라갔다가 급격히 내려가는 현상을 말한다. 정식 의학용어는 아니지만 일본 도쿄지케카이 의대에서 처음 사용했다.

| 2017~2021 남녀 비만 유병률 |

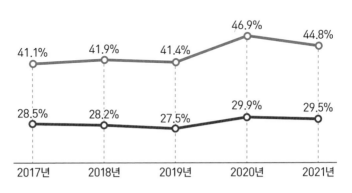

자료: 질병관리청

지난 2018년 '플로스 바이올로지(PLOS Biology)'에 실린 한 논문에서 스탠퍼드대 의대 연구원들은 건강하다고 생각한 사람들도 실제로는 탄수화물을 잘못 조절하고 있다고 밝혔다. 연구원들은 30명의 건강한 실험 참여자들에게 콘플레이크와 우유, 땅콩버터 샌드위치, 단백질 바를 아침 식사로 섭취하게 하고 어떤 메뉴가 혈당을 올리는지 보았다. 그 결과 참가자 중 80%에서 콘플레이크와 우유를 먹은 후 혈당 스파이크가 생겼다.

하지만 탄수화물은 뇌의 활동에 필수적이기 때문에 뇌에 시동을 걸듯 아침밥을 챙겨 먹는 것이 좋다는 주장도 있다. 사람의 경우 뇌는 체중의 약 2%를 차지하지만, 포도당 유래 에너지의 약 20%를 소비한다.

따라서 아침에 당분이 부족하면 두뇌 회전이 원활하지 않아 학습이나 일의 능률이 떨어진다. 아침밥을 먹고 다니는 학생과 그렇지 않은 경우를 비교 연구한 결과, 아침을 먹는 학생들의 성적이 훨씬 더 높은 것으로 나온 실험도 있다.

그리고 공복 운동도 장시간인 경우 바람직하지 않다고 전문가들은 말한다. 아침에 운동하는 경우 1시간 미만으로 운동을 한다면, 빈속인 상태로 하는 것도 나쁘지 않다. 지방이나 간에 축적된 탄수화물을 태우기 때문이다.

하지만 지구력이 필요한 운동을 하거나 한 시간 이상 운동한다면 운동 전에 탄수화물 간식을 먹어두는 것이 좋다. 에너지를 만들기 위해 지방이나 간 속 포도당을 태우다가 모자라 근육까지 분해되는 일을 막기 위해서다.

결론적으로, 바싹하게 구운 식빵에 잼과 버터를 듬뿍 발라 오렌지 주스와 함께 먹는 것은 누구에게나 최악의 아침 식사다. 그러나 탄수화물을 포함해 여러 가지 영양소를 골고루 채운 식사는 머리 쓸 일이 많은 학생이나 직장인, 운동인 등 대부분에게 매우 유익하다.

| 한국인을 위한 식생활 지침 |

- 매일 신선한 채소, 과일과 함께 곡류, 고기·생선·달걀·콩류, 우유·유제품을 균형있게 먹자.
- 덜 짜게, 덜 달게, 덜 기름지게 먹자.
- 물을 충분히 마시자.
- 과식을 피하고, 활동량을 늘려서 건강체중을 유지하자.
- 아침식사를 꼭 하자.
- 음식은 위생적으로, 필요한 만큼만 마련하자.
- 음식을 먹을 때는 각자 덜어 먹기를 실천하자.
- 술은 절제하자.
- 우리 지역 식재료와 환경을 생각하는 식생활을 즐기자.

자료: 보건복지부·농림축산식품부·식품의약품안전처

Q 다이어트와 아침 식사는 어떤 관계가 있나요?

A 잠을 자느라 12시간 이상 공복으로 인해 인슐린 분비가 낮은 상태에서 갑자기 당지수가 높은 음식물이 들어오면 혈당 스파이크가 일어날 수 있습니다. 이는 인슐린 저항성을 유발하여 비만이나 고혈압 등의 질병 위험을 높일 수 있습니다. 아침 식사를 통해 뇌에 필요한 에너지를 공급하면 학습이나 일의 능률이 향상될 수 있습니다.

Q 아침 운동 시 식사는 어떻게 해야 하나요?

A 1시간 미만 운동 시에는 빈속 운동이 지방이나 간에 축적된 탄수화물을 태워 좋습니다. 하지만 1시간 이상 운동 시에는 운동 전에 탄수화물 간식을 섭취하여 근육 분해를 막아야 합니다.

Q 아침 식사로 무엇을 먹어야 하나요?

A 탄수화물(현미밥, 통곡물빵, 과일, 견과류), 단백질(달걀, 닭가슴살, 두부, 콩, 요거트), 지방(아보카도, 올리브유, 견과류), 비타민과 미네랄(채소, 과일)을 골고루 섭취하는 것이 좋습니다.

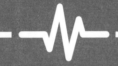

04

운동 안 하고
단백질 음료만 마시면 더 살찐다

고강도 운동자나 고령자에게는 도움이 되나
과하면 신장에 부담이 된다

•

| 의학 자문 인용 |

정희원 서울아산병원 노년내과 교수
조성중 전 삼육대병원 가정의학과 교수

●

"고강도 운동을 하지 않고
단백질 음료를 마실 경우
근육량이 늘어나기보다는
살만 더 찔 수 있다."

● 평소 근손실이 있거나 고강도 운동을 하지 않으면서 단백질 음료를 종종 마신다면 근육량이 늘어나기보다는 살만 더 찌는 상황이 발생할 수 있다. 식사 외에 단백질이 추가로 필요한 경우가 흔치 않기 때문이다. 또 단백질 음료에 포함된 당분도 근육량보다 체중 증가에 더 영향이 크다.

정희원 서울아산병원 노년내과 교수는 "단백질도 영양소이기 때문에 먹으면 살이 찐다"며 "체중이 평균 이상이라면 고강도나 중등도 이상의 운동을 하지 않는 이상 살만 더 찔 수 있다. 게다가 당분이 들어 있는 제품을 먹으면 살이 더 찐다"고 말한다.

이어 "최근 단백질 강화에 도움을 준다는 콘셉트로 다양한 단백질 음료와 간식거리가 나오고 있다. 하지만 전체적인 비율을 따졌을 때, 단백질보다는 당분이나 기타 탄수화물을 더 먹게 되는 형태의 제품이 많다"고 덧붙인다.

사실 평소에 운동을 많이 하지 않거나 주로 책상에서 일하면서 차를 타고 다닌다면 단백질을 더 보충할 필요가 없다.

정 교수는 "근감소를 경험하는 고령층이나 운동해서 근력을 늘려야 하는 사람이 아니고 일상적인 정도의 활동을 하는 사람이면 단백질 음료를 섭취해도 근육으로 가지 않는다. 단백질은 먹는 것만으로는 근육이 조금 늘 수는 있지만 근력은 늘지 않는다"고 말한다.

특히 우리나라의 경우 평균적인 성인 인구 중 비만이 많다 보니 단백질 보충이 체중 증가로 이어질 가능성이 더 크다. 이미 충분한 영양소를 섭취하고 있기 때문이다.

정 교수는 "보통 여성은 마른 비만이 많다. 남성도 국내 30~40대 남성 평균은 비만이다. 이런 경우, 운동한다고 무작정 단백질을 먹기보다는 식사에서 단순당 섭취를 줄이는 것이 중요하다. 특히 체지방지수(BMI)가 25가 넘는데 평소에 운동을 별로 안 하면서 일반적인 식사를 하는 30~50대 남성은 웬만큼 근력 운동을 강하게 하지 않는 이상 단백질 보충이 도움이 안 될 가능성이 크다"고 말한다.

근육량 자체가 부족한 고령자는 단백질 음료 등이 도움이 된다. 고령자는 근육동화작용 저항이라는 현상으로 근육 감소가 나타나는데, 그에 비해 단백질 섭취는 부족하다. 65세 이상 고령자 평균 체중 1kg당 1.2~1.5g의 단백질이 필요하다. 체중이 60kg이라면 하루 약 72g 정도다.

하지만 한식 위주 식사를 하는 국내 고령자 남성은 하루 단백질 섭취가 약 50g, 여성은 하루 40g에 불과하다. 20~30g이 부족한데 이를 음식으로 보충하기가 쉽지 않다. 특히 고령자들은 음식을 씹는 저작 능력이 떨어지는 경우가 많아 더 힘들다.

평소 충분한 고강도 운동을 하는 사람도 운동 직전이나 직후에 먹는 단백질은 근육량을 늘리는 데 도움이 된다. 가령 웨이트를 하는 성인은 kg당 1.2~1.5g, 운동선수면 2~3g 정도가 필요하다. 성인 기준 하루에 단백질 120~180g 이상이 필요하다는 계산이다. 이를 닭가슴살로 채우려면 하루 5~6끼를 먹어야 한다. 달걀로 치면 하루에 약 한 판을 먹어야 한다.

보통 단백질이 필요한 수준이란 풀세트로 한 시간 동안 데드리프트를 하는 수준이라고 생각하면 된다. 또는 한 시간 정도 쉬지 않고 수영하거나 충분히 근력 운동을 하고 10㎞가량 달리는 정도다. 일반적으로 걷기나 헬스장에서 트레드밀 30분 정도를 타는 강도는 단백질을 따로 섭취해서 근육 강화에 효과를 보기 어렵다.

일반사람과 다르게 강도 높은 운동을 하면 당분이 포함된 단백질 음료도 괜찮다. 운동을 선수 수준으로 강하게 하는 경우, 근육에서 포도당이 필요하기 때문이다. 이런 경우를 제외하고 일반인 수준에서 당분이 들어 있는 단백질 제품은 오히려 살만 더 찔 수 있다.

정 교수는 "내가 먹는 단백질 제품이 어떤 성분을 가졌는지, 실제로 단백질이 포함됐는지, 본인이 단백질이 필요한 식습관과 생활습관을 갖고 있는지 이런 것들을 먼저 고려해서 선택해야 한다"고 조언한다.

신장질환이 있다면 단백질 섭취는 일반인 대비 약 60~70% 정도가 적당하다. 단백질 대사 과정에서 생성되는 질산화물 등으로 신장에 부담이 될 가능성도 있기 때문이다.

| 성별·연령별 단백질 섭취 권장량 |

(단위: g/일)

구분	19~29세	30~49세	50세 이상
남자	65	65	60
여자	55	50	50

자료: 한국소비자원(2023)

조성중 전 삼육대병원 가정의학과 교수는 "간이나 신장 기능이 떨어져 있는 사람이 단백질을 과하게 섭취하면 기능에 더 문제가 생길 수 있다. 권장량 이상 먹지 않도록 조심해야 한다"고 조언한다.

다이어트의 정석은 누구나 알고 있듯 식이요법과 운동이다. 적게 먹고 많이 움직이면 살이 안 빠질 수 없다. 하지만 혼자 의지를 다지는 것만으로는 이 간단한 것도 사실 쉽게 해내기 어렵다. 특히 세간에 알려진 다양한 다이어트 방법들은 해서는 안 되는 위험한 경우도 많아 무턱대고 따라했다가는 오히려 건강을 해치는 결과를 초래할 수 있다.

이혜준 중앙대병원 가정의학과 교수는 "간헐적 단식, 황제 다이어트, 덴마크 다이어트, 원푸드 다이어트 등 다양한 다이어트 방법이 있지만 실제로 모두 다이어트에 도움되는 것은 아니다"라며 "특히 최근엔 '저탄고지'(저탄수화물·고지방), '저탄고단'(저탄수화물·고단백질) 식이요법이 유행하고 있는데 건강에 악영향을 줄 수 있다"고 설명한다.

이 교수에 따르면 극단적인 탄수화물 제한은 피로감, 어지러움 등을 유발할 수 있다. 또 과도한 단백질 섭취는 신장 기능에 무리를 줄 수 있고 소변을 통한 칼슘 배설 증가로 골량을 감소시킬 수 있어 신부전, 골다공증 환자는 주의가 필요하다.

과도한 지방 섭취는 LDL 콜레스테롤을 증가시켜 심뇌혈관질환에도 영향을 줄 수 있고 특히 케톤산증을 조심해야 하는 당뇨병 환자는 절대 해서는 안 된다.

이 교수는 "덴마크, 원푸드, 디톡스 다이어트는 추천하지 않는데,

공통적으로 초기에는 체중 감량 효과가 있을 수 있지만 장기적인 효과는 미미해 지속가능성이 낮다"며 "그나마 간헐적 단식이 공복 시간에 포도당 섭취의 제한으로 지방 대사를 유도할 수 있고 혈압 조절에도 효과적이라는 연구가 있다"고 말한다.

그러면서도 "단 18시간 이상 공복을 유지하는 극단적인 단식을 하지 않는 게 좋고 근육량이 크게 줄어들기 때문에 충분한 단백질 섭취를 해야 한다"며 "당뇨병, 고혈압, 신부전 등의 만성질환자, 섭식장애 환자, 임산부나 모유 수유 중인 여성, 성장기의 청소년은 간헐적 단식을 하지 않는 게 좋다"고 설명한다.

체중이 줄었다고 해서 다이어트에 성공한 것은 아니다. 나의 건강 상태에 맞춰 부작용 없이 건강한 몸을 만들고 오랫동안 유지할 수 있어야 다이어트에 성공했다고 할 수 있다. 내 몸에 맞는 다이어트법을 찾는 것이 중요한 이유다.

Q 단백질 음료를 종종 마시면 근육이 늘어나요?

A 평소 근손실이 없거나 고강도 운동을 하지 않는다면 단백질 음료를 마셔도 근육량이 늘어나지 않습니다. 오히려 체중이 증가할 수 있습니다.

Q 단백질 음료는 누구에게 효과가 있나요?

A 단백질 음료는 근감소를 경험하는 고령층이나 평소 충분한 고강도 운동을 하는 사람이 운동 직전이나 직후에 먹으면 근육량을 늘리는 데 도움이 됩니다. 하지만 일상적인 정도의 활동을 하는 사람이면 단백질 음료를 섭취해도 근육으로 가지 않습니다.

Q 단백질 음료를 선택할 때 주의해야 할 점은 무엇인가요?

A 당분이 많은 단백질 음료는 체중 증가로 이어질 수 있으며, 인공 감미료가 첨가된 제품은 건강에 좋지 않습니다. 신장질환이나 간질환이 있는 경우 의사와 상담 후 섭취 여부를 결정해야 합니다.

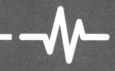

05
오히려 '독'이 되는
굶는 다이어트

식사와 운동을 병행하며
6개월간 체중 5~10% 감량이 적당

●

| 의학 자문 인용 |

정인경 강동경희대병원 내분비대사내과 교수

"하루 800㎉ 미만의 초저열량 식사는
단기간에 체중을 감소시킬 수는 있으나
두통, 저혈압, 빈혈, 위장 기능 이상 등 부작용과
중단 후 체중 급증을 부를 수 있다."

● 　노출의 계절 여름을 맞이하면 독한 마음을 먹고 다이어트를 결심하는 사람들이 많다. 하지만 무조건 식사량을 줄이거나 과도한 운동을 하다 작심삼일로 끝나는 경우가 허다하다. 체중 감량을 위해 무작정 굶거나 운동을 시작하기보다는 목표하는 체중을 정하고 식사 조절 및 운동요법을 실천하는 것이 좋다.

　정인경 강동경희대병원 내분비대사내과 교수는 "하루 800㎉ 미만의 너무 적은 음식 섭취를 하는 초저열량 식사는 단기간에 체중을 감소시킬 수는 있으나 두통, 저혈압, 빈혈, 위장관기능이상과 같은 부작용뿐 아니라 중단 후 다시 체중이 급격히 증가할 수 있으므로 피하는 것이 좋다"고 설명했다.

비만은 비정상적으로 몸에 체지방이 많은 상태다. 체질량지수 (BMI)와 허리둘레로 간단하게 비만을 평가할 수 있다. 체질량지수는 사람의 키와 몸무게로 계산하는데 체중(kg)을 키(m)의 제곱으로 나눈 값(kg/m²)이다.

한국인의 비만 기준은 체질량지수 25 이상으로 정의한다. 체질량지수가 18.5 이하일 경우 저체중, 35 이상이면 고도비만이다. 하지만 지방보다 근육량이 많은 운동선수 또는 임신부나 수유부, 연약한 노인 그리고 정확한 신장을 측정할 수 없는 척추측만증 환자는 적용되지 않는다.

허리둘레는 지방의 분포를 평가하는 방법이다. 우리나라의 경우 남자는 허리둘레 90㎝, 여자는 85㎝ 이상이면 복부비만으로 정의하며, 체질량지수가 같아도 복부비만이 같이 있으면 당뇨병과 고혈압의 발생 위험이 더 높다. 정상체중도 복부비만이 있다면 동반 질환 위험도가 높은 편이다.

그 밖에 복부 컴퓨터단층촬영(CT) 검사를 통해 복부지방을 좀 더 세분해서 피하지방과 내장지방으로 나눠 각각의 면적을 측정하는 방법도 있다.

대부분 비만은 에너지 섭취량은 많은데 비해 에너지 소모량이 적기 때문에 발생한다. 하지만 비슷한 음식을 섭취해도 개인마다 지방

축적에 차이가 있을 수 있다. 여기에는 유전, 연령, 환경화학물질, 장내미생물 등도 작용할 수 있다. 따라서 무작정 살을 빼기보다는 비만의 다른 원인이 될 만한 질병이 있는지 먼저 확인하는 것이 중요하다.

식욕억제제나 지방흡수 차단제 등의 약물을 쓰는 방법도 있다. 하지만 식사와 운동요법 없이 약물만으로는 효과를 보기는 어려워 식사와 운동요법을 하면서 약물치료를 병행해야 한다.

| 굶는 다이어트의 주요 부작용 |

- 근육 손실: 기초대사량 저하
- 영양 불균형: 피로감, 무기력, 면역력 저하, 탈모, 생리불순
- 호르몬 불균형: 성 기능 장애, 우울증, 골다공증, 심혈관질환
- 소화기 장애: 변비, 설사, 역류성 식도염
- 뇌기능 저하: 집중력 저하, 기억력 감퇴, 판단력 저하, 우울증
- 사망 위험 증가: 심장질환, 뇌졸중, 간 기능 장애, 신장 기능 장애

체중 감량은 6개월 내 다이어트 전 체중의 5~10%를 감량하는 것을 1차 목표로 삼으면 적당하다. 식사량은 일반적인 생활을 하는 경우라면 표준체중에 약 30㎉ 정도를 곱해서 하루 총 섭취할 칼로리를 계산한다. 표준체중은 남자의 경우 키(m)×키(m)×22, 여자는 키(m)×키(m)×21로 계산한다.

비만인 사람은 운동을 싫어하거나 퇴행성관절염과 같은 질환으로

운동 능력이 떨어져 있는 경우가 많다. 처음에는 하루 20분씩 시작해 1주 간격으로 10분씩 늘려 약 1시간 정도를 유지하는 것이 좋다.

정인경 교수는 "약제는 효과와 안전성이 입증된 약을 사용해야 하므로, 반드시 전문의사와 상의하여 약물요법을 처방받는 것이 좋다"고 말한다.

Q 왜 대부분의 다이어트가 실패하나요?

A 무작정 굶거나 무계획적으로 운동을 시작하기 때문입니다. 체중 감량을 위해서는 미리 계획을 세우고 목표하는 체중을 정하고 식사 조절 및 운동요법을 계획하는 것이 중요합니다.

Q 체중 감량 목표는 어떻게 설정해야 하나요?

A 체중 감량은 6개월 내 다이어트 전 체중의 5~10%를 감량하는 것을 1차 목표로 정하면 적당합니다. 식사량은 표준체중에 약 30㎉ 정도를 곱해서 하루 총 섭취할 칼로리를 계산합니다. 표준체중은 남자의 경우 키(m)×키(m)×22, 여자는 키(m)×키(m)×21로 계산합니다.

Q 운동은 어떻게 시작하는 것이 좋나요?

A 비만인 사람은 운동을 싫어하거나 퇴행성관절염과 같은 질환으로 운동 능력이 떨어져 있는 경우가 많습니다. 처음에는 하루 20분씩 시작해 1주 간격으로 10분씩 늘려 약 1시간 정도를 유지하는 것이 좋습니다.

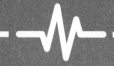

06
'고도비만'은 운동보다
치료가 우선

비만 자체보다
각종 질병의 원인이 돼 문제다

●

| 의학 자문 인용 |

최성일 강동경희대병원 외과 교수

"비만은 다른 병의 원인이 된다.
제2형 당뇨병, 고혈압, 이상지질혈증,
지방간, 혈관질환, 심장질환에 취약하고
관절염도 걸리기 쉽다."

고도비만이 있다면 식습관 조절이나 운동으로 살을 빼는 것보다는 병원에서 치료를 받아야 한다.

최성일 강동경희대병원 외과 교수는 "비만은 다양한 대사 합병증을 유발하고, 이로 인해 생명까지 위협할 수 있는 명백한 질환이다. 특히 고도비만은 운동, 식이요법 등으로는 해결이 어려워 치료를 받아야만 해결이 가능하다"고 말한다.

비만은 체내에 지방이 필요 이상으로 과도하게 쌓인 경우를 말하며, 과다한 식품 섭취와 신체활동 부족, 유전적 요인 등에 의해 발생한다. 체중(kg)을 키의 제곱(m^2) 값으로 나눈 값인 체질량지수(BMI)

값을 기준으로 35kg/㎡ 이상이면 고도비만이다. 이 상태가 되면 식이요법이나 약물, 운동 등 비수술적인 방법으로 정상체중을 회복하기 힘들다.

| 체질량지수와 허리둘레에 따른 동반 질환 위험도 |

분류	체질량지수 (kg/㎡)	허리둘레에 따른 동반 질환의 위험도	
		<90cm(남), <85cm(여)	≥90cm(남), ≥85cm(여)
저체중	<18.5	낮음	보통
정상	18.5~22.9	보통	약간 높음
비만 전 단계	23~24.9	약간 높음	높음
1단계 비만	25~29.9	높음	매우 높음
2단계 비만	30~34.9	매우 높음	가장 높음
3단계 비만	≥35	가장 높음	가장 높음

※ 비만 전 단계는 과체중 또는 위험 체중으로, 3단계 비만은 고도비만으로 부를 수 있다.

자료: 질병관리청

국민건강보험공단의 '2020 알고 싶은 건강정보' 통계에 따르면, 2016~2018년 일반건강검진 대상자 검진 결과, 우리나라의 고도비만율은 5.1%에서 6.1%로 약 20% 가까이 증가했다. 같은 기간 중 비만 환자가 약 5% 늘어난 것에 비하면 증가 속도가 매우 빠르다.

비만이 다른 병의 원인이 되는 것도 문제다. 우선 혈액에 지방과 당이 많이 쌓일 수 있어 제2형 당뇨병, 고혈압, 이상지질혈증, 지방간, 혈관질환, 심장질환에 취약하다. 또 과도한 체중으로 관절에 무리가 가 관절염도 걸리기 쉽다.

또한, 콜레스테롤이 쌓여 담석증이 생길 수 있으며, 지방 세포가 염증을 유발해 각종 암도 발생할 수 있다. 이외에도 허혈성 천식, 수면 무호흡증, 위식도 역류질환, 불임, 우울증 발생 가능성도 커지며 정상인보다 합병증으로 인한 사망률도 20%가량 높아진다.

고도비만 환자나 대사질환을 동반한 비만 환자가 빠른 효과를 위해 굶거나 무리한 운동을 하면 오히려 독이 될 수도 있다. 가장 효과적인 치료법은 비만대사수술이다.

최 교수는 "미국국립보건원(NIH)은 1991년 고도비만을 치료하는 데에는 비만대사수술이 가장 효과적이라고 발표했다. 또한, 최근 10년간 여러 연구 결과를 통해 비만대사수술은 약물 등 비수술적 치료보다 체중 감량과 유지에 효과적인 것으로 나타났다. 고혈압, 당뇨병, 이상지질혈증 등 합병증 치유와 삶의 질 개선에서도 좋은 결과를 보였다"고 설명한다.

국내에서 주로 시행되는 비만대사수술은 두 가지다. 위소매절제술과 루와이 위우회술이다.

위소매절제술은 소매처럼 늘어나는 위 부위를 잘라내 식사량을 제한한다. 이 수술은 위 축소뿐 아니라 식탐 호르몬(Ghrelin)을 분비하는 위 상부도 제거해 식욕감퇴·조기 포만감이 생겨 몸무게가 감소한다.

루와이 위우회술은 위 상부를 잘라 종이컵 크기 정도로 줄여 영양소 흡수가 가장 활발한 십이지장과 빈창자를 건너뛰고 소장으로 우회시켜 음식 섭취와 흡수를 같이 줄인다. 음식물이 곧바로 소장으로 가면서 평소 분비되던 장 호르몬(GLP-1 호르몬)이 급격히 핏속에 방출돼 혈당이 낮아지고 식욕도 억제되어 제2형 당뇨병 등 대사증후군 치료에 유용하다.

고도비만 환자가 적절한 수술 치료를 받으면 체중 감량 외에도 당뇨, 고혈압 등의 대사질환 치료에도 효과가 좋다는 연구 결과도 있다.

최 교수는 "위소매절제술 및 십이지장 치환술에 관한 연구 결과 수술 후 6개월 만에 수술 환자의 평균 체중은 평균 99.5kg에서 71.7kg으로 27.5% 감소한 것으로 확인했다. 또한, 당뇨 환자 73.8%에서 당화혈색소가 정상으로 호전됐으며, 91% 환자가 당뇨약을 중단한 결과를 보였다"고 설명한다.

Q 고도비만이란 무엇인가요?

A 비만은 체내에 지방이 필요 이상으로 과도하게 쌓인 경우를 말하며, 과다한 식품 섭취와 신체활동 부족, 유전적 요인 등에 의해 발생합니다. 고도비만은 체질량지수(BMI)가 35kg/㎡ 이상인 상태를 말하며, 운동이나 식이요법으로는 해결하기 어려운 만성질환입니다.

Q 고도비만은 왜 위험한가요?

A 비만이 다른 병의 원인이 되기 때문입니다. 우선 혈액에 지방과 당이 많이 쌓일 수 있어 제2형 당뇨병, 고혈압, 이상지질혈증, 지방간, 혈관질환, 심장질환에 취약하게 됩니다. 또한 과도한 체중으로 관절에 무리가 가 관절염도 걸리기 쉽습니다.

Q 고도비만 수술은 어떤 종류가 있나요?

A 국내에서 주로 시행되는 수술은 두 종류입니다. 첫째로, 위소매절제술은 위를 소매처럼 줄여 식사량을 제한하고, 식욕감퇴 호르몬(Ghrelin)을 분비하는 위 상부를 제거하여 식욕을 감소시키는 수술입니다. 둘째로, 루와이 위우회술은 위를 작게 만들고 소장으로 연결하여 음식 섭취와 흡수를 동시에 줄이는 수술입니다. 제2형 당뇨병 등 대사증후군 치료에도 효과적입니다.

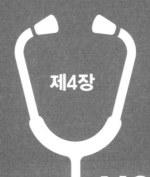

제4장

나이 들면서
더욱 주의해야 할
대사증후군

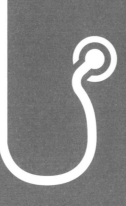

01
입동 찾아오면
'혈관질환' 비상

갑작스러운 찬 공기에 노출되면
혈압이 오르고 심뇌혈관질환을 유발한다

●

| 의학 자문 인용 |

김병수 대동병원 심장혈관센터 과장

최규영 에이치플러스 양지병원 순환기내과 전문의

● 절기상 겨울의 시작을 알리는 입동(立冬)에는 초겨울 추위가 온몸을 움츠러들게 한다. 최근에는 역대 가장 더운 11월 날씨를 기록하기도 하고 또 갑작스럽게 추워지면서 큰 온도 차로 인한 신체의 부적응과 '혈관질환' 관리의 중요성이 커졌다.

의료계에 따르면, 더울 때는 열을 방출하기 위해 혈관이 이완되므로 혈액순환이 잘 이뤄지지만, 추울 때는 혈관이 수축해 좁아지면서 혈액 흐름에 문제가 생길 수 있다.

혈액 흐름이 원활하지 않으면 심뇌혈관질환이 발생할 수 있다. 이는 고혈압, 고지혈증, 당뇨병 등 만성질환자에게 큰 위험이 된다. 환절기 질환으로 호흡기질환은 물론 혈관질환도 떠올릴 필요가 있다.

김병수 대동병원 심장혈관센터 과장(순환기내과 전문의)은 "추운 날씨에 혈관은 민감하게 반응한다"며 "만성질환자는 혈액순환 장애가 다른 사람보다 나타나기 쉽다"고 말한다.

김 과장은 "혈액순환이 잘 안 되면 손발이 저리거나 붓고 쥐가 잘 나거나 가슴 통증, 어지럼증 등의 증상이 나타나므로 증상 초기에 순환기내과 전문의 진단을 받아야 한다"고 조언한다.

| 한랭질환 예방수칙 |

생활습관
가벼운 실내운동, 수분 섭취, 영양 섭취

실내환경
실내 적정 온도(18~20도) 유지, 습도 관리

외출 전
체감온도 확인, 심뇌혈관질환, 당뇨병, 고혈압 등
만성질환자는 기온 낮을 시 야외 신체활동 자제

외출 시
따뜻한 옷 착용, 무리한 운동 자제

자료: 질병관리청

기온 변화가 극심할 때 고혈압 등의 질환자들은 더욱 주의해야 한다. 혈압이 오르면 부정맥, 심근경색, 뇌졸중 등 심뇌혈관질환 위험도 함께 증가하기 때문이다.

최규영 에이치플러스 양지병원 순환기내과 전문의는 "심혈관계 질환자가 찬 공기에 노출되면 혈관 수축과 교감신경계가 활성화돼 혈압이 상승하고, 심장과 혈관 부담이 증가한다"고 말한다.

일반적으로 뇌혈관 혈압이 1,520㎜Hg까지 상승해도 혈관이 터지는 경우는 드물지만, 고혈압 환자는 혈관이 약해져 정상혈압보다 4~5배가량 위험이 높은 것으로 알려졌다.

급성 심근경색도 한파로 인한 위험이 높은 질환이다. 심근경색은 심장에 피를 공급하는 관상동맥이 갑자기 막히는 질환으로, 혈액 공급을 받지 못한 심장 근육이 괴사하게 된다.

갑자기 기온이 떨어지면 체온 유지를 위해 혈관이 수축하고 심장이 평소보다 빠르게 뛰면서 혈압도 오르는데 심장혈관 내 죽상경화반 파열을 일으켜 급성 심근경색이 발생할 수 있다.

이에 따라 환절기부터 겨울까지 혈액순환과 혈관질환 관리를 위해서는 일상생활 중 갑작스러운 찬 공기 노출을 피해야 한다. 기상 직후 환기를 하겠다고 창문을 바로 열거나 따뜻한 실내에서 추운 실외로 나갈 때 조심해야 한다.

65세 이상 고령층이라면 혈관 탄력이 떨어져 있으므로 더 신경을 써야 하며 몸을 어느 정도 움직인 후 창문을 열거나 보온에 신경을 쓰며 외부 활동을 시작하도록 한다.

| 심뇌혈관질환 예방관리 9대 수칙 |

① 담배를 피우지 않습니다.

② 술은 가능한 한 마시지 않습니다.

③ 적당량의 음식을 규칙적으로, 골고루, 짜지 않게 먹고, 통곡물,
채소, 콩, 생선을 충분히 섭취합니다.

④ 규칙적으로 매일 30분 이상 운동하고 오래 앉아서 생활하는 시간을
줄입니다.

⑤ 적정한 체중과 허리둘레를 유지합니다.

⑥ 스트레스를 잘 관리해 즐거운 마음으로 생활합니다.

⑦ 정기적으로 혈압, 혈당, 콜레스테롤 수치를 측정합니다.

⑧ 고혈압, 당뇨병, 이상지질혈증 환자는 생활습관을 개선하고
약물치료 등 적절한 관리와 치료를 꾸준히 받습니다.

⑨ 뇌졸중, 심근경색의 응급증상을 미리 알아두고 응급상황이
발생하면 즉시 119를 부릅니다.

자료: 질병관리청

아울러 고령층 등은 평소 본인 혈압을 알고 있는 게 좋고, 기저질
환이 있다면 의료진과 상담을 통해 치료를 꾸준히 받고, 과체중이라
면 적정 체중을 위한 관리에 들어간다.

운동은 혈액순환을 원활하게 돕고, 심장을 비롯해 체력을 키우고,
체중이나 혈압 관리 등에 도움을 준다.

하지만 기온이 낮거나 실내외 온도 차가 큰 경우 실외보다는 실내

운동을 하는 등 본인 체력과 상황에 맞게 운동 종류나 강도를 정해 적절하게 운동해야 한다.

기온이 낮은 새벽에는 외출을 자제하고 야외활동을 할 때는 털모자나 장갑, 목도리 등으로 방한을 철저히 해야 한다.

고령이거나 만성질환자가 부득이 실외 활동을 하는 경우 응급상황에 대처할 수 있도록 보호자와 동행하거나 인적이 드문 곳은 피하는 게 좋다.

체온 유지도 중요하다. 심부체온이 35도 미만으로 떨어지면 심한 오한 등 저체온증이 발생한다. 심하면 심장 기능이 떨어져 부정맥으로 인한 심장마비에 사망까지 이를 수 있다.

저체온증은 무리한 트레킹이나 등산으로 땀을 많이 흘려 옷이 젖고 기진맥진할 때 발생 위험이 높다. 50대 이후 근육량이 부족한 사람일수록 발병 가능성이 크다.

또한 충분한 수분 섭취와 건강한 식습관은 건강관리의 기본이며, 담배의 니코틴은 혈액을 끈끈하게 만들어 혈관 건강에 해롭기 때문에 의료진들은 금연을 당부한다.

최 전문의는 "겨울에는 추위로 물을 잘 안 마시게 되는데, 이럴 경우 혈액 점성이 높아져 심뇌혈관에 악영향을 미칠 수 있어서 적절한 수분 섭취가 필요하다"고 조언한다.

심뇌혈관질환은 국내에서 암 다음으로 사망률이 높은 질환이다.

2021년 사망 원인 통계에 따르면 심장질환과 뇌혈관질환의 사망률은 각각 인구 10만 명당 61.5명, 44명이었다. 특히 심근경색이나 뇌졸중 같은 초응급 질환이 발생하면 사망과 직결되거나 평생 후유증을 안고 갈 위험이 크다.

심근경색은 재발할 경우 사망률이 최대 85%까지 오르고, 25명 중 1명은 퇴원 후 1년 안에 숨졌다. 뇌졸중도 환자 4명 중 1명은 5년 내 재발을 경험하고, 재발할수록 그로 인한 후유증의 정도가 심각해지고 사망률이 높다.

심뇌혈관질환을 예방하려면 핵심 선행 질환인 이상지질혈증을 조기에 찾고 계속 치료해야 한다. 일명 '나쁜 콜레스테롤'로 불리는 '저밀도 지질단백질 콜레스테롤(LDL-C)'이 높은 상태인 이상지질혈증을 관리하지 않고 방치하면, 혈관 벽에 콜레스테롤이 계속 쌓여 혈관이 좁아지거나 막힌다.

Q 겨울철 혈관 건강이 중요한 이유는 무엇인가요?

A 겨울철에는 추위로 인해 혈관이 수축하여 혈액순환이 악화할 수 있습니다. 혈액순환이 원활하지 않으면 심뇌혈관질환, 뇌졸중, 심근경색 등의 위험이 증가합니다. 특히 만성 질환자의 경우 더욱 주의가 필요합니다.

Q 겨울철 혈관 건강을 위해 어떻게 해야 하나요?

A 겨울철에는 일상생활 중 갑작스러운 찬 공기 노출을 피해야 합니다. 기온이 낮거나 실내외 온도 차가 큰 경우 실외보다는 실내 운동을 하는 것이 좋습니다. 기온이 낮은 새벽에는 외출을 자제하고 야외 활동을 할 때는 털모자나 장갑, 목도리 등으로 방한을 철저히 해야 합니다.

Q 겨울철 혈관 건강 관련 질환의 증상은 무엇인가요?

A 혈액순환이 원활하지 않으면 손발이 저리거나 붓고 쥐가 잘 나거나 가슴 통증, 어지럼증 등의 증상이 나타날 수 있습니다. 증상 초기에 순환기내과 전문의 진단을 받는 것이 좋습니다.

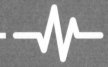

02

'심장마비' 발생 부르는
짜게 먹는 습관

염분 섭취를 WHO 권고 수준으로 줄이면
심혈관 관련 사망이 절반 감소한다

●

| 의학 자문 인용 |

김범성 건국대학교병원 심혈관내과 교수

"과도한 염분 섭취 시 혈관이 팽창하면서
혈관 내부 압력이 올라간다.
고혈압은 심장마비, 심부전
또는 뇌졸중 발생에도 영향을 크게 미친다."

●   하루 소금 섭취량을 권장량까지 낮추면 지금보다 심장마비가 연간 1,000만 건 가까이 줄어들 것이란 연구 결과가 나왔다. 소금 섭취가 많은 중국 얘기지만 우리에게도 시사점이 크다.

    과도한 염분 섭취는 혈압에 영향을 줘 심혈관에 심각한 위험을 초래할 수 있다. 소금의 주성분인 나트륨은 세포외액의 주요 성분으로 삼투압을 이용해 체액량을 조절한다. 나트륨이 과하면 혈액 속 삼투압을 높여 혈액량이 증가해 혈관이 팽창하면서 혈관 내부 압력, 즉 혈압이 올라간다. 고혈압은 심장마비, 심부전 또는 뇌졸중 발생에도 영향을 크게 미친다.

영국 퀸메리런던대학교 의과대학 등 공동 연구팀은 2021년 8월 '영국의학저널(BMJ Nutrition, Prevention & Health)'에 게재한 연구 결과에서 중국인들의 데이터를 활용해 하루 소금 섭취를 2030년까지 매년 1g씩 줄이면 뇌졸중과 심장마비를 연간 약 900만 건 예방할 수 있다고 추정했다.

| 2022년 한국인 1일 나트륨 섭취량 현황 |

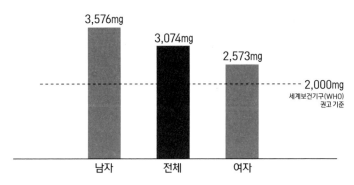

자료: 식품의약품안전처

연구팀에 따르면, 중국인의 하루 평균 소금 섭취량은 11g으로 세계 최고 수준이다. 지난 2023년 '식약처 통계연보'에 따르면, 2022년 기준 국내 하루 나트륨(염분) 섭취량은 약 3.3g(3,074mg)이다. 세계보건기구(WHO) 권장량은 소금 5g 또는 나트륨 2g(2,000mg)이다.

연구팀은 현재 소금 소비량을 2030년까지 하루 권장량인 5g으로 줄이는 시나리오를 만들어 추정치를 계산했다. 그 결과 수축기 혈압

감소로 인해 심혈관질환과 관련된 사망을 최대 절반까지 줄일 수 있었다.

하루 소금 섭취량이 1g 감소했을 경우, 수축기 혈압이 1.2㎜Hg 낮아지며 이에 따라 허혈성 심장질환 위험이 약 4%, 뇌졸중 위험이 약 6% 줄었다. 2030년까지 이렇게 매년 소금 섭취를 줄여나가면 약 900만 명이 심장마비를 예방할 것이라는 계산이다.

연구팀의 이런 계산이 현실로 이루어지기 위해서는 소금 섭취 감소가 몇 년 동안 꾸준하고, 일관되게 이루어져야 한다.

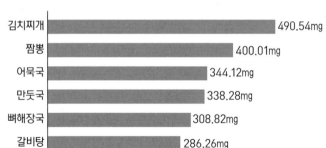

| 주요 음식 나트륨 함유량 |

자료: 경희의료원, 외식영양성분 자료집, 식품의약안정청

연구팀은 저염·고칼슘 소금 대체제 사용이나 요리에 대한 교육 등으로 소금 섭취를 개선할 수 있을 것으로 기대했다. 특히 나트륨 함량을 줄인 염화칼륨을 섭취하면 심장마비, 뇌졸중, 심혈관질환 위험이 낮아진다는 연구 결과도 있다.

다만, 무턱대고 나트륨 섭취를 줄이는 것도 좋지 않다. 나트륨도 신진대사에 필수 영양소 중 하나다. 나트륨 섭취가 부족하면 신경 자극 전달, 근육의 수축, 체내 농도 유지, 체온 유지 등에 이상이 생길 수 있다.

김범성 건국대학교병원 심혈관내과 교수는 "무조건 싱거운 것이 좋다기보다는 권장 기준에 맞게 섭취하라는 의미"라며 "나이가 들면 아무래도 신장 기능 등이 떨어질 확률이 높다 보니 젊은 사람들과 같은 양의 염분을 섭취하면 몸에 미치는 영향이 더 클 수 있다"고 말한다.

Q 왜 소금 섭취를 줄여야 하나요?

A 과도한 염분 섭취는 혈압 상승을 유발하여 심혈관질환 위험을 높입니다. 혈압이 높아지면 혈관이 팽창하고 혈액량이 증가하여 심장에 부담을 줍니다. 또한 혈관 손상을 유발하여 심장마비, 뇌졸중 등의 위험을 증가시킵니다.

Q 한국인의 소금 섭취량은 얼마나 되나요?

A 2022년 식약처 통계연보에 따르면, 한국인 1일 나트륨 섭취량 현황은 남자 3,576mg, 여자 2,573mg으로 모두 세계보건기구(WHO) 권고 기준인 나트륨 2,000㎎(2g)을 초과합니다.

Q 소금 섭취를 최대한 안 하는 것이 좋은가요?

A 무턱대고 나트륨 섭취를 줄이는 것도 좋지 않습니다. 나트륨도 신진대사에 필수 영양소 중 하나로 나트륨 섭취가 부족하면 신경 자극 전달, 근육의 수축, 체내 농도 유지, 체온 유지 등에 이상이 생길 수 있습니다. 무조건 싱거운 것이 좋다기보다는 권장 기준에 맞게 섭취해야 합니다.

03
몸속 만병의 근원
'중성지방'

치명률 높은 급성 췌장염 유발해
장기적으로 심뇌혈관질환 위험을 높인다

●

| 의학 자문 인용 |

배우경 분당서울대병원 가정의학과 교수

"중성지방은 몸속에 있는 지방이다.
에너지원으로 사용되지 않은 중성지방은
우리 혈관 속을 떠돌며 온몸 구석구석에 쌓여
심뇌혈관질환의 위험 요인이 된다."

● 최근 건강검진을 받은 A 씨는 의사에게 "중성지방 수치가 너무 높게 나왔어요. 약을 드셔야 할 정도네요"라는 충격적인 말을 들었다. 혈액검사 결과 중성지방 수치가 초고중성지방혈중 기준인 500㎎/㎗을 넘은 것으로 나타났다.

A 씨는 평소 업무상 술을 자주 먹기는 했지만, 혈관 건강에 좋다는 오메가3도 빠짐없이 챙겨 먹는 터라 중성지방 수치는 당연히 정상 범주에 속할 것으로 생각했으나 그렇지 않았다. 의사는 중성지방 수치 관리를 하지 않으면 심뇌혈관질환 발생 위험이 크니 약을 잘 챙겨 먹고 식이조절을 해야 한다고 경고했다.

중성지방은 쉽게 말해 우리 몸속에 있는 지방이다. 음식을 섭취하면 지방 성분은 간에서 중성지방으로 합성된 후 물에 녹는 단백질과 결합해 혈액을 통해 전신으로 이동해 에너지원으로 사용된다.

주로 식사 후 필요하지 않은 에너지가 지방으로 전환될 때 혈중 중성지방 농도가 증가한다. 즉, 에너지원으로 사용되지 않은 중성지방은 우리 혈관 속을 떠돌며 온몸 구석구석에 쌓인다는 이야기다.

배우경 분당서울대병원 가정의학과 교수는 "기름진 음식이나 술을 많이 먹거나 또는 탄수화물을 과다 섭취할 때도 중성지방 수치가 올라갈 수 있는데, 저밀도 콜레스테롤(LDL)과는 달리 증가 속도가 상대적으로 빠른 나쁜 기름 중에 하나다"라며 "중성지방이 계속 높이 올라간다는 것은 평소에 식사 습관이 좋지 않아서 그런 경우들이 많지만, 체질적으로 중성지방에 취약한 요인을 타고나는 사람도 있다"고 설명한다.

그렇다고 중성지방이 나쁜 것만은 아니다. 중성지방 자체가 인체에 해로운 영향을 주지는 않지만, 양이 많아진다면 문제가 된다는 것이다. 하지만 높은 콜레스테롤 수치의 위험성은 잘 알려진 반면, 중성지방에 대해서는 여전히 그 위험성을 모르는 사람들이 많다.

중성지방의 양이 많아지면 간에 있는 효소 활성이 증가해 LDL 콜레스테롤 입자의 크기는 작아지고 밀도는 단단하게 변형된다. 이렇게 변형된 콜레스테롤은 sd-LDL 콜레스테롤이라고 부르는데, 이 콜레스테롤은 혈관을 잘 뚫고 들어가 염증을 일으키고 동맥경화를 유발해 심뇌혈관질환의 원인으로 작용한다.

배 교수는 "장기적으로는 중성지방 수치가 높으면 심뇌혈관질환의 위험 요인이 되기 때문에 관리를 해야 한다"며 "급격히 아주 높이 올라가는 경우들도 있는데 이 경우 장기적인 혈관 합병증이 아니라 단기적으로 치사율이 높은 급성 췌장염의 위험성을 높일 수 있어 바로 약물치료를 시작해야 하는 경우도 있다"고 설명한다.

혈중 중성지방 농도는 150㎎/㎗ 이하를 정상 범위로 본다. 150~199㎎/㎗은 경계역 중성지방혈증, 200~499㎎/㎗은 고중성지방혈증, 500㎎/㎗ 이상은 초고중성지방혈증으로 나뉜다.

중성지방은 당뇨병, 만성신부전, 신증후군 등의 질환이나 베타차단제, 스테로이드, 에스트로겐 등의 약제에 의해서도 수치가 올라갈 수 있다. 이 원인들이 아니라면 보통 음주, 탄수화물과 기름진 음식 다량 섭취 등 잘못된 식습관이 중성지방을 높이는 데 큰 영향을 미친다.

배 교수는 "술을 많이 먹거나 탄수화물을 과다 섭취했을 때, 기름진 음식을 먹을 때 중성지방 수치가 많이 올라간다"며 "음식 관리를 하면 LDL 콜레스테롤에 비해 상대적으로 떨어지는 속도가 빠르다"고 설명한다.

중성지방 수치가 높더라도 음식이나 술로 인한 일시적인 요인 때문이라면 3~4일 정도만 조절해도 수치가 떨어지는 것을 확인할 수 있다. 이 때문에 검사 24시간 전부터 음주를 피하고, 검사 전 12시간 동안 금식을 해야 한다.

배 교수는 "보통 중성지방 수치가 크게 높더라도 한 번 정도는 단기간에 추적 검사를 해보고, 음식 조절을 했는데도 계속 수치가 높다면 약물치료를 권유한다"고 말한다.

다만 중성지방 수치를 낮춘다고 알려져 흔히들 사서 먹는 오메가3는 큰 도움이 되지 않는다.

배 교수는 "오메가3는 하루에 4g 이상을 먹을 때 중성지방을 10% 정도 낮추는 효과가 있는 걸로 알려져 있지만 시중에서 쉽게 구매할 수 있는 오메가3는 한 알에 0.5g에서 1g짜리라 한 줌씩 먹어야 중성지방 수치를 조금 낮출 수 있을 것"이라고 말한다.

| 혈중 중성지방 농도 구분 |

구분	범위
정상 범위	150mg/dℓ 이하
경계역 중성지방혈증	150~199mg/dℓ
고중성지방혈증	200~499mg/dℓ
초고중성지방혈증	500mg/dℓ 이상

Q 중성지방이 높으면 어떤 위험이 있나요?

A 중성지방이 많아지면 간에 있는 효소 활성이 증가해 LDL 콜레스테롤 입자가 작아지고 밀도는 단단하게 변형됩니다. 이렇게 변형된 콜레스테롤은 혈관을 잘 뚫고 들어가 염증을 일으키고 동맥경화를 유발해 심뇌혈관질환의 원인으로 작용합니다. 또한, 급격히 높아지는 경우 단기간에 치사율이 높은 급성 췌장염의 위험성도 높입니다.

Q 중성지방 수치를 낮추는 방법은 무엇인가요?

A 술과 탄수화물, 기름진 음식 섭취를 줄이고, 채소, 과일, 통곡물 등을 섭취하는 식단으로 바꾸는 것입니다. 꾸준한 운동으로 체중을 감량하고 에너지 소모를 늘립니다. 식이조절과 운동으로도 수치가 떨어지지 않는 경우, 의사와 상담하여 약물치료를 받을 수 있습니다.

Q 오메가3가 중성지방 수치를 낮추는 데 효과적인가요?

A 오메가3는 하루에 4g 이상 섭취해야 중성지방을 약 10% 정도 낮추는 효과가 있는 것으로 알려져 있습니다. 하지만, 시중에 판매되는 오메가3 제품은 한 알에 0.5g~1g 정도밖에 함유되어 있지 않아 큰 도움이 되지 않습니다.

04
접종 필수
'고면역원성 독감 백신'

나이가 들수록 고면역원성 백신의
우선 접종이 필요하다

●

| 의학 자문 인용 |

정희진 고대구로병원장(감염내과 교수)

"고령층은 면역 노화 현상으로
독감으로부터 위험이 가장 높다.
고면역원성 독감 백신 접종은
질병 부담 감소에 효과적이다."

코로나19 대유행이 잠잠해지고 이례적으로 긴 인플루엔자(독감) 유행이 이어지면서 고령층 보호의 필요성이 커졌다. 나이가 들어감에 따라 감염 위험은 더욱 커지고 면역력과 백신의 효과는 떨어지기 때문이다.

대한감염학회는 '2023년 성인예방접종 개정안'을 내고 65세 이상 고령층에게 '고면역원성 독감 백신'을 우선 접종하도록 권고했다. 이 백신은 면역반응을 강화할 수 있도록 도움을 주는데 아직 국내에서 무료로 접종할 수는 없다.

정부가 국가예방접종 지원사업(NIP) 대상자에게 무료로 제공하는 독감 백신이 4가 백신(4가지 독감 바이러스를 예방할 수 있는 백신)이지만 학회가 우선 권고한 백신은 4가 백신보다 용량을 늘리거나 면역증강제를 추가한 것들이다.

학회의 성인예방접종위원회 위원장인 정희진 고대구로병원장(감염내과 교수)은 "독감 환자 수 급증이 예상된다"며 "고령층의 고면역원성 독감 백신 접종은 질병 부담을 감소시키는 데 매우 효과적"이라고 강조한다.

또한 학령층(7~12세, 13~18세)의 개학 시점에 독감 환자는 빠르게 늘어난다. 특히 2022년 9월 16일 내려진 독감유행주의보가 해제되지 않은 채 2023년 9월 15일 유행주의보가 발령됐다.

정희진 병원장은 "이례적이었다. 독감은 일반적으로 겨울철에 유행하며 집단 면역을 형성하는데, 코로나19 팬데믹 기간 실내 마스크 착용 의무 유지로 집단 면역이 형성되지 않았다. 이런 상황에 바이러스가 유행해 빠르고 지속적인 확산세를 보였다고 생각한다"고 말한다.

이 가운데 65세 이상 고령층은 독감으로 인한 합병증 발생과 입원, 사망 등의 위험이 가장 큰 고위험군이다. 국내에서는 연평균 2,300~3,500명이 독감으로 인해 사망하는데, 입원 환자 중 약 70%, 사망 환자의 90%가량이 65세 이상 고령층으로 추정되고 있다.

이들에게 독감이 위험한 데는 '면역 노화' 현상이 주된 원인으로 지목된다. 그는 "고령층은 충분한 보호 면역반응을 일으키지 못한다. 이들의 인플루엔자 백신 접종 후 생성되는 항체 역가는 건강한 성인의 40~80% 수준이며, 상대적으로 낮은 예방효과(31~58%)를 보였다"고 말한다.

| 독감 백신 접종 시 주의 사항 |

구분	내용
접종 전	·건강 상태 좋은 날 접종받기 ·백신 접종 병의원 확인하고 평소 다니는 가까운 병원에서 접종받기 ·사전 예약하기
접종 시	·대기하는 동안 수분을 충분히 섭취하고 안정 취하기 ·현재 아픈 증상이나 만성질환이 있다면 반드시 의료인에게 말하기 ·접종 후 20~30분간 이상 반응이 있는지 관찰 후 귀가하기
접종 후	·접종 당일 충분히 휴식하고, 2~3일간 몸 상태 주의 깊게 살피기 ·접종 부위 통증, 붓기, 부종, 근육통, 발열, 메스꺼움 등 경미한 반응은 일시적이며 1~2일 내 호전됨 ·접종 후 호흡곤란, 두드러기, 심한 현기증 등이 나타나면 즉시 의사의 진료받기 ·소아의 경우 계속 보채거나, 잘 먹지 않거나, 평소와 다른 모습 보이면 즉시 의사 진료받기

자료: 질병관리청

우리나라는 생후 6개월에서 13세까지 어린이, 임신부, 65세 이상 고령자 등이 무료로 표준용량의 독감 4가 백신을 맞을 수 있도록 국가예방접종 지원사업(NIP)을 펼치고 있다.

학회가 65세 이상 고령자에게 고면역원성 독감 백신 접종을 권고

하는 '2023년 성인예방접종 개정안'을 발표한 데 대해 그는 "보다 예방효과가 높은 백신을 접종하는 게 효율적인 선택"이라며 "미국에서는 이 백신을 우선 접종하고 있다"고 설명한다.

이어 "국내 고령자 입장에서는 지금 상황에서 별도의 비용을 내야 한다. 부담이 될 수 있겠지만 학회에서는 효과적인 선택지를 공유하며 도입 필요성을 강조하고 싶었다. 정부도 이 백신의 필요성을 인식하고, NIP 도입에 대해 고민하고 있다"고 부연한다.

고면역원성 독감 백신으로는 면역반응의 크기와 폭을 개선하는 어쥬번트 함유 백신, 항원 함유량을 증가시킨 고용량 백신, 단백질 재조합 기술을 활용한 재조합 백신 등이 있다. 현재 국내에는 CSL시퀴러스코리아의 어쥬번트 함유 백신 '플루아드쿼드'가 유일하다.

어쥬번트 함유 백신은 면역반응을 개선해 효능을 높이는 데 도움이 되는 백신 성분 '어쥬번트'를 포함하고 있다. 이 백신을 비롯한 고면역원성 독감 백신의 접종 효과와 이점은 여러 연구 결과로 이미 확인된 바 있다.

국내 독감 백신을 어쥬번트 함유 독감 백신으로 바꿀 경우 독감 관련 질병 부담을 감소시킬 것으로 예측됐다. 해외에서는 독감 유행이 심한 계절일수록 독감 백신 효과를 5% 높이는 게 접종률을 5% 올리는 것보다 입원율을 포함한 모든 질병 부담을 줄이기에 더 효과적이라는 연구 결과도 나왔다.

정 병원장은 병독성만 고려한다면 독감이 코로나19보다 더 위험한 질병이라고 설명했다.

| 독감 예방을 위한 올바른 손 씻기 |

1단계
손바닥을 마주 대고
문지릅니다.

2단계
손가락을 마주 잡고
문지릅니다.

3단계
손등, 손바닥을
마주 대고 문지릅니다.

4단계
엄지손가락을
다른 편 손바닥으로
돌려 주면서 문지릅니다.

5단계
손바닥을 마주 대고
손깍지를 끼고
문지릅니다.

6단계
손가락을 반대 편
손바닥에 놓고 문지르면서
손톱 밑을 깨끗이 합니다.

자료: 질병관리본부

그는 "코로나19가 상대적으로 변이가 더 잦고, 전염성이 훨씬 더 강해 동시다발적으로 많은 환자를 발생시켰다. 하지만 동일 기간 내 사망자와 입원 환자 수를 고려하면 독감의 치명률이 더 높다. 계절독감은 시기에 따라 유행의 정도도 다르다"고 지적한다.

그러면서 "코로나19가 크게 유행할 때 몇 년간 독감 유행이 발생하지 않으면서 자연면역이 감소했고 이 상황에서 독감이 유행한다면 환자 수가 급증할 것으로 예상된다"고 말한다.

| 감기 vs. 독감 |

감기	비교 항목	독감
다양한 바이러스에 의한 급성 상부 호흡기 감염	특징	인플루엔자 바이러스에 의한 급성 호흡기 질환
계절과 무관하게 발생	유행 시기	늦가을~초봄
여러 종류의 바이러스	원인	인플루엔자 바이러스
호흡기 증상	증상	고열을 동반한 전신 증상과 호흡기 증상
합병증 없이 자연적 치유가 대부분	합병증	폐렴, 심근염 등 합병증 발생 가능성
증상에 따른 내과적 치료	치료	항바이러스제 복용
없음	예방접종	있음

출처: 삼성서울병원

Q 고령층이 독감 백신을 반드시 맞아야 하는 이유는 무엇인가요?

A 고령층은 나이가 들면서 면역력이 저하되고 독감으로 인한 합병증 발생 위험이 커지기 때문입니다. 실제로 국내 독감 사망자의 90%가 65세 이상 고령층입니다.

Q 고령층은 어떤 독감 백신을 맞는 것이 좋나요?

A 대한감염학회는 65세 이상 고령층에게 '고면역원성 독감 백신' 접종을 권고하고 있습니다. 고면역원성 독감 백신은 일반 백신보다 면역반응을 강화하여 예방 효과를 높일 수 있는 백신입니다.

Q 고면역원성 독감 백신은 무료인가요?

A 아직 국내에서는 무료로 접종할 수 없습니다. 개인이 직접 병원을 방문하여 비용을 부담하고 접종해야 합니다.

05
'면역력' 증강을 돕는 보온 효과 음식은?

체온이 1도 내려가면
면역력이 30% 떨어진다

> "체온은 면역력과 밀접한 관계가 있다.
> 체온을 올리는 가장 좋은 방법은 운동이며,
> 몸을 따뜻하게 해주는 음식물 섭취도
> 신진대사를 원활하게 한다."

● 겨울에는 한파가 찾아오는 경우가 많아 체온 관리에 비상이 걸린다. 일본의 유명 의사 이시하라 유우미 박사에 따르면, 체온은 면역력과 밀접한 관계가 있어서 1도만 떨어져도 면역력이 30% 감소한다.

체온을 올리는 가장 좋은 방법은 운동이다. 근육에 필요한 영양소와 산소를 공급하기 위해 피가 빠르게 순환하고, 영양소를 분해하고 지방을 태워 에너지를 내는 과정에서 체온이 올라간다. 이외에도 몸을 따뜻하게 만들어 주는 음식들을 섭취해 신진대사를 원활하게 하는 것도 중요하다. 다음은 체온을 올려주는 식재료들이다.

• 닭고기

동의보감에 따르면 닭고기는 성질이 따뜻하여 원기를 더해주고, 위장과 비장을 따뜻하게 해 소화력을 강화하며 기운이 나게 한다. 닭고기는 단백질 함량이 높고 이소류신 같은 아미노산이 풍부하기 때문에 에너지 대사율을 높이고 몸을 따뜻하게 하는 효과가 있다.

• 단호박

단호박에는 항산화 성분인 베타카로틴이 100g 기준 4,018µg 들어있다. 이는 늙은 호박(712µg)이나 애호박(201µg)보다도 훨씬 많은 양이다. 베타카로틴은 체내 산소 공급과 혈액순환을 원활하게 해 체온을 유지할 뿐만 아니라 노화의 원인이 되는 체내 활성산소를 제거하는 데 탁월한 효능이 있다.

• 부추

중국 의학서 '황제내경'에는 부추가 '채소 중 가장 몸을 따뜻하게 하고 인체를 유익하게 한다'고 적혀 있다. 부추에 들어있는 휘발성 성분인 유화 알린은 뛰어난 살균 및 방부 작용을 해 설사를 멎게 한다. 또 자율신경을 자극해 호르몬 분비를 안정화하고 에너지 대사를 도와 체온을 높인다. 다만 유화 알린 성분은 열에 파괴되기 쉬워 되도록 생으로 먹는 것이 좋다.

• 생강

생강은 선조들이 옛날부터 추위를 이기기 위해 차로 즐겨 마셨다. 매운맛을 내는 주성분인 진저롤과 쇼가올은 혈관을 확장해 혈액순환을 촉진하고 혈압과 체온이 정상화되도록 돕는다. 혈액순환이 원활해지며 혈관에 쌓인 나쁜 콜레스테롤을 배출하는 효과도 있어 고혈압, 동맥경화, 고지혈증 등 성인병 예방에도 도움을 준다.

• 인삼

인삼은 조선시대 한의학자 이제마가 분류한 사람의 체질 중 소음인에게 가장 잘 맞는 약재이자 식재료다. 따뜻한 기운이 약한 소음인의 체온을 올려주고 기운을 북돋워 주기에 역으로 열이 많은 이들에게는 맞지 않을 수 있다. 인삼에 함유된 진세노사이드라는 사포닌 성분은 혈소판 응집을 억제하고 혈액순환을 촉진해 혈당 개선, 면역력 증강, 항암 작용에 탁월한 효과가 있는 것으로 알려져 있다.

• 찹쌀

찹쌀은 멥쌀보다 식물성 식이섬유가 풍부하고 몸을 따듯하게 하는 효능이 있다. 소화 과정에서 위벽을 자극하지 않고 점막을 보호해 줘 냉증으로 인한 위염, 위궤양, 설사 치료에도 효과적이다. 찹쌀에는 크롬(크로뮴) 성분이 풍부한데, 크롬은 세포의 인슐린 민감성을 높여 혈당 수치를 적당하게 유지하고 체온을 높이는 데 도움을 준다.

• 꿀

꿀벌은 누에와 함께 인류가 가장 오래 사육한 곤충으로, 고대 그리스에서는 꿀을 '신들의 식량'이라고 부르며 귀하게 여겼다. 꿀 역시 따뜻한 성질을 지닌 식품으로 원기 회복을 돕고 위장을 튼튼하게 한다. 꿀에 들어있는 당분은 단당류로 체내에서 소화 흡수가 빠르게 이루어진다. 이는 곧 에너지로 빠르게 전환되는데 체온 상승은 물론 피로와 숙취 해소에도 도움을 준다.

Q 겨울철 체온 관리가 중요한 이유는
무엇인가요?

A 체온이 1도 떨어지면 면역력이 30% 감소하는 것
으로 알려져 있습니다. 면역력 저하는 감기, 독감 등
각종 질병 발생 위험성을 높입니다.

Q 체온을 올리는 가장 좋은 방법은 무엇인가요?

A 체온을 올리는 가장 좋은 방법은 운동입니다. 근
육에 필요한 영양소와 산소를 공급하기 위해 피가
빠르게 순환하고, 영양소를 분해하고 지방을 태워
에너지를 내는 과정에서 체온이 올라가게 됩니다.
이외에도 몸을 따뜻하게 만들어 주는 음식들을 섭취
해 신진대사를 원활하게 하는 것도 중요합니다.

Q 체온을 높여주는 식품에는
어떤 것들이 있나요?

A 체온을 높여 주는 식품에는 대표적으로 닭고기,
단호박, 부추, 생강, 인삼, 찹쌀, 꿀 등이 있습니다.

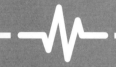

06
치료 시기 놓치면
큰일 나는 '게실'

대부분 무증상이나 염증 재발이 반복되면
대장 일부를 절제할 수도 있다

•

| 의학 자문 인용 |

김주훈 대동병원 소화기내시경센터 과장
주연욱 고려대구로병원 대장항문외과 교수

게실은 장기의 바깥쪽으로 튀어나온
풍선 같은 작은 주머니다.
특히 대장게실은
노화와 밀접한 관계가 있다."

주부 전모 씨(58)는 최근 심한 몸살 기운과 함께 아랫배를 찌르는 듯한 통증을 느꼈다. 만성 변비를 겪고 있어 가스가 찼거나 잠시 체기가 있겠거니 여겨 참았다. 하지만 통증은 하루 이틀을 지나 몇 달간 지속됐다. 혈변을 보고서야 뒤늦게 병원에 갔다가 '대장게실증'을 진단받았다.

육류나 밀가루, 버터 등 고단백, 고지방, 고열량의 식습관을 갖게 되면서 소화기 질환으로 불편을 겪는 이들이 늘고 있다. 특히 최근 들어서는 '게실' 질환으로 병원을 찾는 환자들이 크게 늘고 있다.

의료계에 따르면, 게실은 내부에 공간이 있는 위, 소장, 대장 등 장

기의 바깥쪽으로 튀어나온 풍선 같은 작은 주머니다. 위장관 중에서
도 대장에 나타나며, 대장게실은 대장 벽이 바깥쪽으로 동그랗게 꽈
리 모양으로 튀어나온 것을 말한다.

| 대장게실 위험 요인 |

- 고령(연령이 증가할수록)
- 고단백, 고지방, 저섬유질 음식
- 지역과 인종(서양 > 동양)
- 비만
- 변비

자료: 질병관리청

게실이 여러 개 발생한 경우를 게실증이라고 한다. 지반 속의 지하
수가 빠져나가 공간이 생겨 땅이 주저앉는 싱크홀처럼 장 속의 틈새
(게실) 사이로 오염 물질이 들어가서 염증이 생긴 상태를 게실염이라
고 한다.

대장게실은 진성게실과 가성게실로 나뉜다. 진성게실은 정확한
원인이 밝혀지지 않았으나 선천적으로 약한 부위가 장 안의 압력
증가로 밖으로 밀려 나온 경우다. 근육층을 포함한 장벽 전층이 돌
출되며 흔히 우측 대장에 1개가 생기고 동양인에게 흔하다고 알려
졌다.

가성게실은 식생활, 변이, 장운동 이상 등 여러 요인에 의해 후천

적으로 발생한다. 좌측 대장에서 점막층과 점막하층만 돌출되며 여러 개가 발생한다. 과거 서양인에게 흔히 나타났으나 서구화된 식생활로 인해 동양인에게도 늘어나는 추세다.

단순한 게실증은 가끔 가벼운 복통이나 팽만감 또는 변비 같은 증상으로 나타날 수 있지만, 대부분 무증상이다. 따라서 우연히 발견하더라도 증상이 없다면 쉬거나 항생제 치료만으로 대부분 호전된다.

| 대장게실 예방에 좋은 음식 |

- 과일: 사과, 복숭아, 배, 귤
- 채소: 신선한 브로콜리, 호박, 당근, 방울양배추
- 녹말 채소: 감자, 바싹 말린 콩, 키드니 빈즈, 리마 콩
- 곡물: 호밀빵, 현미, 밀기울 시리얼, 오트밀

자료: 질병관리청

주연욱 고려대구로병원 대장항문외과 교수는 "염증 등의 증상이 없으면 특별한 치료법은 없다. 증세가 경미하면 식이요법과 항생제, 대변연화제 등 약물치료가 가능하다"면서 "변비를 개선하기 위해 대장 내 압력을 낮추고 합병증을 예방하기 위해 고섬유질 식사를 권한다"고 말한다.

그러나 급성 복통, 복부 압통, 오심, 발열, 오한, 구토, 혈변 등의 게

실염이 발생하면 반드시 가까운 병원을 찾아 치료받아야 한다. 염증 반응을 위한 혈액검사, 염증 부위 확인을 위한 컴퓨터 단층촬영(CT), 출혈이 의심되는 경우 여러 검사를 통해 정확히 진단받는 게 좋다.

김주훈 대동병원 소화기내시경센터 과장(소화기내과 전문의)은 "게실염은 충수염(맹장염)과 증상이 비슷하다. 충수염은 명치 부분이 체한 것처럼 거북하고 소화불량, 메스꺼움 등의 증상이 지속되다가 오른쪽 하복부 통증이 오는데, 게실염은 전조증상 없이 통증이 발생한다"고 설명했다.

중증 게실염이면 병원에 입원한 채 금식으로 장을 쉬게 하고 항생제와 소염제를 투여하는 등 내과적 치료를 진행한다. 그런데도 게실염이 재발해 복통이 반복되면 게실이 발생한 부위의 대장 일부를 절제하는 수술을 해야 한다.

염증이 심해져 구멍이 발생하는 경우는 복막염으로 이어질 수 있다. 이런 합병증이 발생한 경우와 다량의 출혈이 있을 때는 응급수술이 필요하다. 복막염이 사망에 이르게 할 수 있는 심각한 질환이기 때문이다.

김 과장은 "호전되지 않거나 재발이 잦다면 원인을 제거하는 외과적 수술을 고려해야 한다"며 "신속한 치료가 이뤄지지 않으면 합병증으로 사망에 이를 수도 있기 때문에 각별한 주의가 필요하다"고 강조한다.

진성게실	·정확한 원인은 불명 ·선천적으로 발생 ·근육층을 포함한 장벽 전층이 돌출 ·우측 대장에 1개 발생 ·동양인에게 흔함
가성게실	·식생활, 변이, 장운동 이상 등 ·후천적으로 발생 ·점막층과 점막하층만 돌출 ·좌측 대장에서 여러 개 발생 ·서양인에게 흔함(최근 동양인도 늘어)

자료: 질병관리청

주 교수는 "대장게실은 특히 노화와 밀접한 관계가 있다. 대장벽도 노화되며 약해지는 것이다. 나이가 들수록 대장 운동능력이 떨어지는 만큼 노화의 영향을 받는다"며 "섬유질이 부족하면 변의 양이 줄고 변비도 생긴다. 이때 대장 내 압력이 높아지면서 게실을 유발한다"고 설명한다.

주 교수는 "비만이라면 체중을 줄이고, 변비가 있는 경우 배변이 잘 이뤄지도록 장운동을 적절히 조절하는 게 필요하다"며 "충분한 수분 섭취와 채소를 풍부하게 꾸준히 섭취하고, 규칙적인 운동으로 신체활동을 해야 한다"고 조언한다.

김 과장도 "식이섬유는 하루 15~20g 정도 섭취하는 게 좋다. 또한 규칙적인 배변 습관을 가지도록 노력해야 한다"며 "정상 체중을 유지할 필요는 있지만 무리한 다이어트는 오히려 게실증을 유발할 수 있어 적절한 운동과 금주, 금연 등 생활습관 개선이 필요하다"고 덧붙인다.

Q 대장게실증이란 무엇인가요?

A 게실은 내부에 공간이 있는 위, 소장, 대장 등 장기의 바깥쪽으로 튀어나온 풍선 같은 작은 주머니로 위장관 중에서도 대장에 나타납니다. 대장게실증은 대장 벽이 바깥쪽으로 동그랗게 꽈리 모양으로 튀어나온 게실이 여러 개 발생한 경우를 말합니다.

Q 대장게실에는 어떤 것이 있나요?

A 크게 두 가지로 나눌 수 있습니다. 진성게실은 정확한 원인은 밝혀지지 않았으나 선천적으로 약한 부위가 장 안의 압력 증가로 밖으로 밀려 나온 경우입니다. 가성게실은 식생활, 변비, 장운동 이상 등 여러 요인에 의해 후천적으로 발생합니다.

Q 대장게실증의 증상은 무엇인가요?

A 대장게실증은 단순한 경우 가벼운 복통이나 팽만감 또는 변비 같은 증상으로 나타날 수 있지만, 대부분 무증상입니다. 하지만 염증이 생긴 게실염은 급성 복통, 복부 압통, 오심, 발열, 오한, 구토, 혈변 등의 증상이 나타납니다.

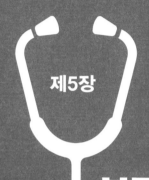

제5장

부주의가 부르는
골치 아픈
질병들

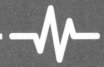

01
진단 방치하면
괴사 합병증 부르는 '탈장'
서혜부(사타구니) 탈장이 많고
복부비만자도 발병률이 높다

●

| 의학 자문 인용 |

김지훈 가톨릭대학교 인천성모병원 대장항문외과 교수
박종섭 명지병원 외과 교수

"운동량이 지나치게 많거나
고강도 동작을 장기간 반복하거나
복부비만으로 복부 압력이 증가하면
장기가 제자리를 이탈할 수 있다."

● 　탄탄한 몸을 만들려고 고강도 중량 운동에 열정적인 이들이 늘고 있다. 하지만 운동량이 지나치게 많거나 복부 내부의 압력을 상승시키는 동작을 장기간 반복하면 장기가 제자리를 이탈하는 '탈장'을 부를 수 있어 주의해야 한다.

　강도 높은 운동을 할 때는 적절한 호흡법과 올바른 자세로 복부 내부의 압력을 완화하는 게 중요하다. 또한 운동 전, 충분한 스트레칭으로 근육과 인대를 이완해야 한다. 과도하게 무거운 물건은 들지 않는 게 좋다.

　김지훈 가톨릭대학교 인천성모병원 대장항문외과 교수는 "탈장은 일상생활이 불편하거나 통증이 심하지 않아 대부분 지나치는 경우가 많다"며 "하지만 그대로 방치하면 장기가 붓고 심할 경우 괴사하는 합병증까지 나타난다. 최악의 경우 응급수술이 필요할 수 있다"고 말한다.

탈장은 복부 내부 공간인 복강에 위치해야 할 장기가 복강 밖으로 빠져나온 상태를 이른다. 신체 어느 곳에나 생길 수 있지만 서혜부 (사타구니) 탈장이 가장 많다.

건강보험심사평가원 통계를 보면, 2023년 탈장으로 진료받은 환자는 10만 5,276명, 그중 서혜부 탈장 진료환자는 전체의 약 75%를 차지한다. 주로 남성들에게 발생하며 고강도 운동이나 만성 변비, 과도한 복압, 흡연 등이 원인이다.

특히 단기간 근육을 만들기 위해 무리한 운동을 할 경우 탈장이 발생할 수 있다. 이를 '스포츠 탈장'이라고 한다. 축구, 테니스, 레슬링 선수나 격렬한 스포츠를 즐기는 사람들에게 자주 발생한다.

운동량이 지나치게 많거나 복압을 올리는 동작을 장기간 지속하면 복벽에 균열이 생겨 탈장 위험이 커진다. 무거운 물건을 자주 드는 택배 노동자, 장시간 운전하는 택시 기사나 버스 기사들에게 발생하는 경우도 있다.

김 교수에 따르면, 복부비만이 있는 사람일수록 발병 가능성이 있다. 복부비만으로 인해 복벽에 국소적으로 약해진 틈 사이로 지방조직이나 복막이 덮인 장기가 돌출되면서 발생할 수 있기 때문이다. 그는 "지방은 복부 압력을 높이고, 복부 압력이 높아지면 탈장으로 이어지기 쉽다"고 소개한다.

초기에는 해당 부위가 묵직한 느낌과 함께 통증이 동반된다. 하지만 처음에는 금세 회복돼 본인이 탈장임을 알기가 쉽지 않다. 탈장 부위에서는 메추리알 크기 정도의 불룩한 덩어리가 만져지는데 손으로 누르거나 누워있으면 돌기가 사라지기도 한다.

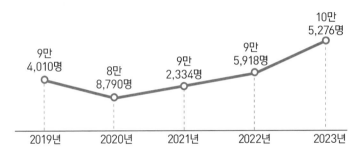

| 2019~2023 탈장 환자 수 |

9만
4,010명
2019년

8만
8,790명
2020년

9만
2,334명
2021년

9만
5,918명
2022년

10만
5,276명
2023년

자료: 건강보험심사평가원

서혜부 탈장은 사타구니 부근에 뻐근한 통증이 있거나 사타구니 혹은 고환 부위가 불룩해진다. 하지만 사타구니나 고환이 튀어나오는 증상은 누우면 사라지기 때문에 무심코 방치하기 쉽다. 성인 탈장은 자연 치유되지 않아 통증이 없더라도 병원을 찾아야 한다.

탈장은 복벽 모양이 구조적으로 변한 것이라 반드시 수술해야 한다. 탈장 교정술은 탈장 발생 부위에 인공막을 이용해, 복벽 결손을 막아 이탈한 장기를 제자리에 있게 한다. 과거에는 개복수술로 치료했으나 최근에는 복강경 및 로봇을 이용한 최소 침습수술을 한다.

로봇을 이용한 수술은 3개의 작은 절개만으로 이뤄진다. 절개 부위로 체내 삽입된 로봇 팔은 사람의 손보다 길고 가늘며 회전 각도가 커 세밀하고 정교한 교정과 봉합이 가능하다. 3D 고해상도 영상으로 수술하기 때문에 완성도가 높고 회복이 빠르며 재발과 합병증 위험이 적다.

박종섭 명지병원 외과 교수는 "탈장 수술은 재발이 잦고, 발생 부위에 따라 정교한 기술이 있어야 한다"며 "그런 면에서 로봇수술은 정밀한 수술과 수술 후유증이라고 하는 감염이나 통증, 흉터가 현저히 작고 회복 속도가 빨라 선호되고 있다"고 말한다.

한편, 탈장 예방을 위해서는 걷기, 스트레칭으로 적절한 체중을 유지하는 게 좋다. 채소나 과일을 많이 섭취하고 저염식을 통해 복압을 올릴 수 있는 변비와 복수를 차단한다. 금연하고 육식, 유제품, 가공식품 등은 가능한 한 피해야 한다.

Q 탈장의 초기 증상은 무엇인가요?

A 해당 부위가 묵직한 느낌과 함께 통증이 동반되는 경우가 많습니다. 하지만 처음에는 금세 회복돼 본인이 탈장임을 알기 쉽지 않습니다. 탈장 부위에서는 메추리알 크기 정도의 불룩한 덩어리가 만져지는데 손으로 누르거나 누워있으면 돌기가 사라지기도 합니다.

Q 탈장을 방치하면 어떤 합병증이 발생하나요?

A 탈장은 그대로 방치하면 장기가 붓고 심할 경우 괴사하는 합병증까지 나타나서 최악의 경우 응급수술이 필요할 수 있습니다. 따라서 증상이 있을 때는 병원에서 빠른 진단을 받는 것이 중요합니다.

Q 탈장 치료 방법은 무엇인가요?

A 탈장은 복벽 모양이 구조적으로 변한 것이라 반드시 수술해야 합니다. 탈장 교정술은 탈장 발생 부위에 인공막을 이용해 복벽 결손을 막아 이탈한 장기를 제자리에 있게 하는 수술입니다. 최근에는 복강경 및 로봇을 이용한 최소 침습수술이 주로 시행됩니다.

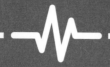

02
살 빼려다 날벼락 맞는 '족저근막염'

운동, 딱딱한 신발, 평발 등이 주원인이며 발바닥 스트레칭이 가장 중요하다

●

| 의학 자문 인용 |

박광환 세브란스병원 정형외과 교수

●

"발바닥 근육을 감싸는 두꺼운 막으로
발꿈치뼈 안쪽부터 발가락뼈까지 연결된
족저근막에 염증이 생기면서
바닥을 디딜 때 통증이 생긴다."

● 　새해 들어 본격 다이어트에 돌입한 A 씨는 아침 6시에 일어나 공복에 달리기를 시작한 지 보름이 지났을 때 발바닥에 통증을 느끼기 시작했다.

하지만 통증이 하루 종일 지속되는 건 아니었다. 아침에 일어나 침대에서 내려올 때 발을 디디면 "악!" 소리가 날 정도로 발꿈치에 극심한 통증을 느꼈다가도, 걷다 보면 언제 그랬냐 싶게 통증이 사라져 처음에는 대수롭지 않게 생각했다.

하지만 '이러다 괜찮아지겠지'라고 안심하던 것도 잠시였고 이제는 아침에 달리기를 할 때도, 오래 걸을 때도 통증이 느껴졌다. 심지

어 발꿈치뿐만 아니라 발바닥 전체로 통증이 퍼져 A 씨는 결국 정형외과를 찾았다.

병명은 '족저근막염'이었다. 의사는 달리기를 잠시 멈추고 매주 2~3회씩 병원을 방문해 체외충격파 치료를 받아야 한다고 말했다.

족저근막은 발바닥의 근육을 감싸고 있는 섬유조직으로 된 두꺼운 막이다. 발꿈치뼈 안쪽부터 발가락뼈까지 연결되어 있어 발바닥에 아치를 만들어 주고 걸을 때 발이 힘을 받을 수 있도록 하는 역할을 한다.

이 때문에 걷거나 뛰면서 발꿈치가 들릴 때 발꿈치뼈에 붙어 있는 부위가 강하게 당겨지면서 손상이 될 수 있는데, 이 발꿈치뼈가 닿는 부분에 염증이 생기면서 바닥을 디딜 때 통증이 생기는 병을 족저근막염이라고 한다.

이 족저근막염의 원인은 크게 세 가지로 나눌 수 있다. 첫 번째로는 A 씨처럼 걷거나 뛰면서 반복적으로 족저근막을 자극해 생긴 외상으로 족저근막에 염증이 생겨 통증을 유발할 수 있다.

이를테면, 근막에 높은 긴장이 가해지는 운동을 많이 하는 경우, 바닥이 평평하고 딱딱하고 얇은 신발을 많이 신는 경우, 아킬레스건이 짧아 종아리와 발꿈치가 뻣뻣한 경우, 딱딱한 바닥 위를 많이 걷는 경우 등에서 잘 발생한다.

다른 원인은 발 자체에 변형이 생기는 것이다. 오목발이나 평발의 경우 족저근막에 가해지는 스트레스가 더 강하기 때문에 족저근막염이 생길 수 있다. 또한, 통풍과 같은 염증 반응성 전신질환이 있는 경우 족저근막에 염증 반응이 일어나 족저근막염이 생길 수 있다.

발바닥이 아프다고 모두 족저근막염은 아니다. 족저근막염은 대부분 뒤꿈치 중앙부 혹은 약간 안쪽에 통증이 있고, 걷기 시작할 때의 통증이 주요한 증상이다. 특히 아침에 일어나 걷기 시작할 때가 가장 심한데, 밤에 자면서 족저근막이 수축됐다가 아침에 걸으면서 다시 갈라지고 벌어져 더욱 큰 통증이 발생한다.

따라서 발바닥 중앙부가 아프거나, 걷고 나서 통증이 심해진다든지 또는 가만히 휴식을 취해도 발바닥이 아프다면 다른 원인일 수 있다. 진찰과 문진만으로 정확하게 진단이 안 되는 경우도 있어 필요에 따라 추가 검사가 필요할 수 있다.

박광환 세브란스병원 정형외과 교수는 "족저근막염의 전형적 증상으로는 아침에 자고 일어나 첫발을 내디딜 때, 오래 앉아 있거나 누워있다가 일어났을 때 발바닥에 통증을 극심히 느끼지만 걷다 보면 자연스럽게 통증이 줄어들게 되는 것"이라며 "족저근막염이 만성화되거나 오래 지속된다면 통증은 발꿈치뿐만 아니라 발바닥 전체에 퍼진다"고 설명한다.

이를 막기 위해 의사들은 먼저 등산, 걷기, 달리기 등 활동 시간을 줄이는 것을 권한다. 발바닥에 염증이 생긴 것이므로 발을 많이 사용할 경우 호전되지 않을 수 있기 때문이다.

족저근막염은 대부분 수술보다는 보존적 치료를 시행한다. 증상이 심하지 않거나 초기일 경우 생활습관을 고치거나 신발을 바꾸는 등 발병 원인만 제거해도 상태가 호전된다. 신발은 조금 넉넉하면서 약간 굽이 높은, 바닥이 부드러운 신발을 신도록 한다. 발뒤꿈치에 실리콘 패드 등을 깔아 충격을 흡수할 수 있도록 하는 것도 좋다.

발바닥 스트레칭을 하는 것도 중요하다. 박 교수는 "족저근막염 치료에 가장 중요한 것이 발바닥 스트레칭"이라고 말한다.

스트레칭 방법은 두 손을 벽에 대고 지긋이 밀며 아픈 쪽 발을 뒤로 빼어 발바닥 전체를 바닥에 밀착한 후 무릎을 최대한 펴는 것이다. 그 상태로 10~15초간 벽을 미는데 종아리 뒤쪽에 땅기는 느낌이 나도록 자세를 유지하는 것이 중요하다.

엄지발가락을 크게 위로 올렸다 내렸다 반복하거나 발의 아치를 골프공 같은 도구로 마사지하며 스트레칭하는 것도 도움이 된다.

스트레칭을 꾸준히 해도 증상이 호전되지 않는다면 체외충격파 치료를 시도할 수 있다. 또 통증이 심한 급성기에는 소염진통제 복용으로 증상을 조절할 수 있다. 증상이 심해 스트레칭조차 힘들 경우에도 소염진통제를 복용하면 스트레칭을 원활하게 할 수 있다.

족저근막염은 조기 진단 및 치료가 중요하다. 조기엔 보존적·비수술적 방법으로 치료가 가능하다. 대개 6주에서 8주 사이 증상이 호전된다. 환자의 활동량이나 질환의 중증도에 따라 치료에 수개월이 걸리기도 한다.

극심한 통증으로 괴로워하는 환자에게는 국소 스테로이드 주사로 염증을 감소시켜 통증을 일시적으로 줄일 수도 있다. 하지만 족저근막 파열, 피부 변색 등 부작용을 유발할 수 있어 신중한 치료가 필요하다.

| 족저근막염 발바닥 스트레칭법 |

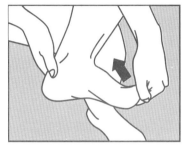

❶ 양반다리 후 한 손으로 발가락을 최대한 발등쪽으로 제낀다.
❷ 다른 손으로 힘줄처럼 만져지는 족저근막을 마사지한다.

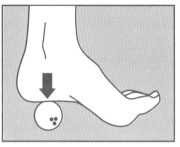

❶ 골프공 등 딱딱한 공이나 얼린 음료수캔을 준비한다.
❷ 통증 부위 짓이기듯 밟아 족저근막을 이완한다.

※ 1회 10초 이상 10회 반복, 아침·점심·저녁 한 번씩

6개월 이상 보존적 치료에도 호전되지 않는 경우에는 족저근막 일부를 잘라내거나 늘려주는 수술을 고려해야 한다. 하지만 신경 손상, 통증 지속 등 합병증 발생 가능성이 있어 제한적인 경우에만 시행해야 한다.

박 교수는 "족저근막염 환자들이 '왜 이렇게 안 낫느냐'는 질문을 많이 하는데, 족저근막이 뻣뻣한 상태에서 계속 걷다 보면 작은 외상이 반복되고 염증 반응이 계속 생긴다"면서 "아침에 일어나 첫발을 디딜 때, 오래 앉아 있다가 일어날 때, 발바닥 스트레칭을 충분히 해 주는 것이 족저근막염으로 인한 통증 완화에 큰 도움이 될 것"이라고 말했다.

또한, 적정한 체중을 유지하고 운동량을 갑자기 늘리기보다는 자신의 운동능력에 맞게 조금씩 늘려야 한다. 쿠션이 충분한 신발로 족저근막에 충격을 흡수해 주는 것도 중요하다. 하이힐 등 높은 신발과 바닥이 너무 얇아 충격 흡수가 안 되는 신발은 피해야 한다.

Q 족저근막염이란 무엇이며,
어떤 증상이 있나요?

A 족저근막염은 발바닥의 근육을 감싸고 있는 섬유
조직인 족저근막에 염증이 생기는 질환입니다. 아침
에 일어나 침대에서 내려올 때 발꿈치에 극심한 통증
을 느끼는 것이 특징이며, 걷다 보면 통증이 사라지
는 경우가 많습니다. 또한, 발바닥 전체에 통증이 퍼
지거나, 오래 서 있거나 걸을 때 통증이 심해지는 경
우도 있습니다.

Q 족저근막염의 주요 원인은 무엇인가요?

A 걷거나 뛰면서 반복적으로 족저근막을 자극해
생긴 외상의 경우나 발 자체에 변형이 생긴 경우, 통
풍과 같은 염증 반응성 전신질환이 있는 경우 족저
근막에 염증 반응이 일어나 족저근막염이 생길 수
있습니다.

Q 족저근막염을 예방하기 위한 방법은
무엇인가요?

A 먼저 등산, 걷기, 달리기 등 활동 시간을 줄이고,
증상이 심하지 않거나 초기일 경우 생활습관을 고치
거나 신발만 바꿔도 상태가 호전됩니다. 신발은 조금
넉넉하면서 약간 굽이 높은, 바닥이 부드러운 신발을
신고, 발뒤꿈치에 실리콘 패드 등을 깔아 충격을 흡수
하는 것도 좋습니다. 특히 발바닥 스트레칭을 하는 것
이 족저근막염 예방과 치료에 가장 중요합니다.

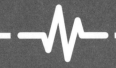

03

골다공증 환자들이
주의해야 할 빙판길 '낙상'

당뇨나 고혈압 등 기저질환 영향이 크며
외출 시 장갑과 지팡이를 챙겨야 한다

•

| 의학 자문 인용 |

김동환 강동경희대학교병원 재활의학과 교수
김진우 노원을지대학교병원 정형외과 교수

●

"고령에 당뇨병과 고혈압 등
만성질환을 앓고 있다면 대부분
영양공급이 불균형하고 운동량이 적어
골다공증 위험이 높다.

● 　겨울철에는 추위에 손이 시려 주머니에 손을 넣고 다니다 보면
미끄러져 넘어졌을 때 낙상을 당하기 십상이다.

　낙상이란 내 의지와 무관하게 넘어져 뼈와 근육 등에 손상을 입는
사고를 말한다. 뼈의 밀도가 낮은 골다공증 환자의 경우 골절까지 당
할 수 있어 각별한 주의가 필요하다.

　겨울철 대표적인 낙상 골절은 손목 골절, 고관절(엉덩이와 허벅지의
연결부) 골절, 척추 압박 골절 등이다. 넘어질 때 순간적으로 손으로
땅을 짚거나 엉덩방아를 찧을 때 몸무게가 충격 부위에 그대로 실리
면서 골절이 발생한다.

낙상 골절의 주원인인 골다공증은 50대를 넘으면서 크게 증가한다. 질병관리청에 따르면, 우리나라 50세 이상에서 5명 중 1명(22.5%)은 골다공증을 앓는 것으로 나타났다. 특히 70세 이상 여성의 68.7%에게 골다공증이 있는 것으로 조사됐다.

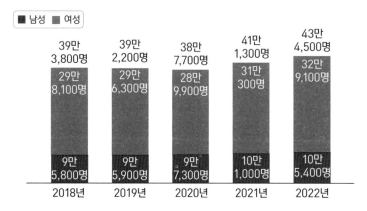

| 2018~2022 골다공증 골절 환자 수 |

자료: 국민건강보험공단

노년기 골절은 단순히 뼈뿐만 아니라 관절, 인대, 힘줄 주변이 함께 손상될 수 있고 심혈관질환, 폐렴, 패혈증 등 2차 질환이 생겨 급성 사망에 이를 수 있다.

나이가 들수록 골다공증 환자가 늘고, 특히 인체에서 가장 굵고 큰 뼈인 허벅지 뼈의 머리 부분이 부러지는 고관절 골절 환자가 많이 발생한다. 고관절 골절 발생 후 1년 이내 사망률은 19~33%에 달해 위험도가 높다.

김진우 노원을지대학교병원 정형외과 교수는 고령에 당뇨병과 고혈압 등 만성질환을 앓고 있다면 평소 골다공증 관리와 낙상 예방에 각별한 주의가 필요하다고 강조한다.

김 교수는 "당뇨 환자는 대부분 영양공급이 불균형하고 운동량이 적어 골다공증 위험이 높고, 고혈압 및 다른 질환과 복합적으로 골다공증에 영향을 준다"며 "평소 심장질환, 내분비질환 등 각종 기저질환이 있는 골다공증 환자는 평소 관리가 중요하다"고 설명한다.

우선 낙상이 발생하면 스스로 몸을 일으키거나 움직이면 2차 부상이 생길 수 있어 도움을 청해 일어나는 게 좋다. 도움을 받을 수 없다면 특별한 증상이 느껴지지 않는지 확인하면서 천천히 몸을 움직여야 한다.

낙상 직후 힘이 빠지고 극심한 통증이 있다면 즉시 응급실을 방문해야 한다. 낙상 이후 하루 이틀 지났음에도 통증이 지속된다면 미세골절을 의심하고 의료기관을 방문하는 게 좋다.

골다공증 환자가 낙상 골절을 당할 경우 장기간 치료한다는 마음을 먹어야 한다. 일단 치료 효과를 직관적으로 확인할 수 없고, 한 번 부러진 뼈는 금방 다시 부러질 확률이 높다.

대한골대사학회에 따르면, 골다공증 환자 중 첫 골절 발생 후 4년 내 약 25%에서 재골절이 발생하는 것으로 알려져 있다. 일단 골절을 겪게 되면 이후 재골절 및 2차 골절이 발생할 확률이 2~10배 증가한다. 그만큼 의사의 복약 지도에 따라 꾸준히 치료제를 복용하는 한편 가벼운 운동을 지속하면서 근육량을 유지·확대하는 데 집중해야 한다.

전문가들은 겨울철 보행 시 주머니에 손을 넣기보다 장갑을 착용해 만일의 상황에 대비하라고 입을 모았다. 거동이 불편한 고령자의 경우 반드시 지팡이를 챙겨 다니고 굽이 낮고 폭이 넓으면서 바닥이 미끄럽지 않은 운동화를 신으라고 권했다.

집 안에서는 화장실이나 베란다에 물기가 없도록 관리하고 슬리퍼를 착용하거나 미끄럼 방지 패드를 설치하는 게 좋다.

김동환 강동경희대학교병원 재활의학과 교수는 "어르신들이 낙상에 대한 막연한 두려움으로 '가만히 집에 있어야겠네'라고 생각하는 경우가 많은데 오히려 관절 상태가 더 나빠져 낙상 위험이 커질 수 있다"면서 "조금씩 자주 일어나서 움직이는 활동을 해야 근육과 뼈 건강에 좋다"고 강조한다.

그러면서 가슴과 등을 펴는 스트레칭을 수시로 하는 한편 무리한 운동은 피하고, 바닥에 '양반다리'로 앉는 것처럼 근육과 관절에 무리를 주는 자세는 피하는 게 좋다고 조언한다.

Q 겨울철 낙상 골절의 위험 요인은 무엇인가요?

A 추위에 손이 시려 주머니에 손을 넣고 다닐 때 미끄러져 넘어지는 경우가 많아집니다. 골밀도가 낮은 골다공증 환자의 경우 골절 위험이 높아집니다. 노년기에는 뼈뿐만 아니라 관절, 인대, 힘줄 주변도 함께 손상될 수 있고, 심혈관질환, 폐렴, 패혈증 등 2차 질환으로 이어질 수 있습니다.

Q 겨울철 대표적인 낙상 골절 부위는 어디인가요?

A 손목 골절, 고관절(엉덩이와 허벅지의 연결부) 골절, 척추 압박 골절 등입니다.

Q 겨울철 낙상 골절 예방을 위한 방법은 무엇인가요?

A 겨울철 보행 시 주머니에 손을 넣는 대신 장갑을 착용합니다. 고령자의 경우 반드시 지팡이를 챙겨 다니고, 굽이 낮고 폭이 넓으면서 바닥이 미끄럽지 않은 운동화를 신어야 합니다. 집 안에서는 화장실이나 베란다에 물기가 없도록 관리하고, 슬리퍼를 착용하거나 미끄럼 방지 패드를 설치합니다. 꾸준히 운동하여 근육량을 유지·확대합니다.

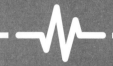

04
원인 없이 기침이
2~3주 계속되면 '결핵' 의심
치료가 까다로운 다제내성결핵에는
단기치료 요법이 주목된다

•

| 의학 자문 인용 |

곽낙원 서울대학교병원 호흡기내과 교수

"법정 감염병 중 코로나19를 제외하면
결핵으로 인한 사망자가 가장 많다.
우리나라는 OECD 회원국 중
결핵 발생률이 가장 높다."

한 번쯤 엽서나 카드 옆에 크리스마스실을 사서 붙여본 이들이 있을 것이다. 요즘은 옛 추억으로 기억되며 '이 질환'에 대한 관심도 사그라들었지만, 여전히 많은 사람에게 발병하고 있어 주의가 필요한 질환이 있다.

'이 질환'은 결핵이다. 우리나라가 26년째 경제협력개발기구(OECD) 회원국 중 결핵 발생률이 가장 높다는 사실은 잘 알려지지 않았다. 질병관리청에 따르면, 2021년 우리나라의 결핵 발생률은 OECD 가입국 중 1위다. 인구 10만 명당 결핵 발생 환자 수는 44명으로 OECD 전체 평균인 9.7명의 4.5배를 기록했다.

특히 같은 해 법정 감염병 중 코로나19를 제외하고 가장 많은 사망자 수를 기록한 질환 역시 결핵이다. 한국의 결핵 사망률은 인구 10만 명당 3.8명으로 콜롬비아 5명, 리투아니아 4.6명에 이어 3번째로 높다.

호흡기내과 의료진 등에 따르면, 결핵은 결핵균이라는 세균에 의한 만성 감염병으로 환자의 기침, 재채기, 대화 등을 통해 균이 공기 중으로 배출돼 감염되는 질환이다. 가장 흔한 증상은 기침, 가래인데 감기, 천식, 기관지염 등에서도 관찰되기 때문에 증상만으론 구분하기 어렵다.

그러나 감기로 인한 기침은 1주일 정도 지나면 대부분 호전되기 마련이다. 그런데 뚜렷한 원인 없이 기침이 2~3주 이상 지속되면 결핵을 의심해 병의원 진료나 흉부 X선 검사를 진행하는 게 필요하다. 2023년 1~9월 국내 결핵 환자(1만 5,451명) 중 57.9%(8,950명)가 65세 이상 고령층으로 집계된다.

다행히 결핵은 치료제를 정기적으로 꾸준히 먹으면 완치될 수 있다. 현재 사용되는 결핵 치료제는 약 20가지인데 그중 가장 먼저 권고되는 약은 4가지다. 1차 치료제로 불리는 이소니아지드, 리팜핀, 에탐부톨, 피라진아미드 등이다.

일반적인 결핵은 이 4가지 약을 6개월간 복용하면 대부분 완치된다. 그러나 환자가 치료제 복용을 임의로 중단하거나 불규칙적으로 복용할 때 결핵이 재발하거나 치료 실패로 이어질 수 있다.

특히 치료가 까다로운 '다제내성결핵' 등으로 심해질 수 있다. 다제내성결핵은 결핵 1차 치료제 중 이소니아지드와 리팜핀에 내성을 보이는 것으로, 환자 1명이 10~15명을 감염시킬 정도로 전파력이 강하며, 다른 2차 치료제를 쓰더라도 치료 효율이 낮다.

치료 기간이 18~24개월로 길고, 약제 부작용 등을 경험하며 치료를 중단하는 환자가 많다. 환자는 반복적으로 입원하는 등 장기간 치료를 해야 하는 경우가 많다. 이로 인해 다제내성결핵 환자의 치료 성공률은 전반적인 결핵 환자 치료 성공률에 비해 상대적으로 낮은 편이다.

질병관리청이 공개한 '제3차 결핵 관리 종합계획(2023~2027년)'을 보면, 국내 결핵 환자 발생률은 계속 줄어들고는 있지만 결핵 환자의 치료 성공률은 3년째 80%대(2018년 82%, 2019년 82%, 2020년 81%)를 유지하며 정체 중이다.

다제내성결핵 환자 치료 성공률은 2022년 기준 73%로 더 낮았다. 질병관리청은 다제내성결핵 신약 사용에 대한 급여 기준을 개선하고 적정성 평가와 함께 단기치료 요법을 검토하겠다는 방침이다.

질병청이 제시한 단기치료 요법은 다제내성결핵의 추가 전파 예방과 환자의 약물내성 예방에 도움을 줄 전망이다.

세계보건기구(WHO)는 다제내성결핵 환자에게 베다퀼린, 프레토마니드, 리네졸리드, 목시플록사신의 4가지 약(BPaLM)을 1차 치료법으로 6개월간 사용을 권한다. 프레토마니드가 포함된 BPaLM(베다퀼린+프레토마니드+리네졸리드+목시플록사신) 요법은 **빠른** 효과로 기존 18~20개월의 치료 기간을 6~9개월로 줄여줬다는 평가를 받고 있다.

대한결핵및호흡기학회도 WHO 권고를 반영한 '결핵 진료지침 4판 개정' 공청회를 개최하고 다제내성결핵 치료 등에 있어 기존 장기치료 요법 대신 단기치료 요법을 권고했다.

곽낙원 서울대학교병원 호흡기내과 교수는 "단기치료 요법이 도입되면 국내 환자들의 치료 기간을 6~9개월로 획기적으로 단축할 수 있다"고 강조한다.

곽 교수는 "단기치료 요법은 환자의 치료 중단을 감소시키고 복약 순응도를 높여 결국 치료가 까다로운 다제내성결핵의 치료 성공률 향상에 기여할 것"이라며 "이번 개정을 시작으로 단기치료 요법의 사용 환경이 국내에도 마련돼 환자들이 치료에 성공하기를 기대한다"고 말한다.

정부는 2024년 6월 1일부터 결핵 환자의 진단, 복약 관리, 전문 치료 등을 지원하는 '결핵 환자 맞춤형 통합관리'를 시행했다.

질병관리청에 따르면, 결핵 환자 맞춤형 통합관리는 결핵 환자의 치료 성공률 향상을 위해 환자의 상황에 따라 진단, 복약 관리, 사회복지서비스 연계, 전문치료를 지원하는 것이다.

결핵 완치를 위해 감수성결핵은 6개월, 다제내성결핵은 6~20개월 적절한 항결핵제를 꾸준히 복용해야 한다. 감수성결핵은 내성이 없는 결핵균에 의해 발생한 결핵을, 다제내성결핵은 두 가지 항결핵제에 모두 내성이 있는 결핵균에 의해 발생한 결핵을 뜻한다.

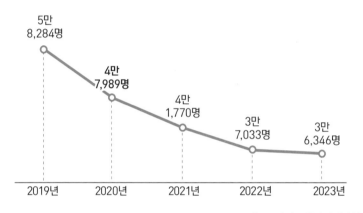

| 2019~2023 결핵 환자 수 |

자료: 건강보험심사평가원

결핵환자의 치료 중단에도 고령, 사회경제적 문제, 동반 질환, 약제 부작용 등 다양한 원인이 작용한다. 국내 결핵 치료 성공률이 개선되지 못하는 이유들이며 정부의 효과적인 관리 방안이 필요한 상황이다.

이에 정부는 결핵 환자가 사회경제적 문제, 질병 인식 부족 등으로 치료를 중단하지 않도록 민간·공공협력 결핵관리사업 참여의료기관과 보건소와 협력한다.

결핵 환자 맞춤형 통합관리 사업은 결핵 환자 진단 시 약제 감수성 검사 여부를 확인하고 환자별 취약성 평가 결과에 따라 복약 관리 방향을 설정하는 것에서 시작한다. 이후 취약도가 높은 중·고위험 환자는 적절한 사회복지서비스를 연계하며, 다제내성결핵 환자는 전문의료기관에서 치료받을 수 있도록 안내한다.

Q 요즘에도 결핵이 문제인가요?

A 결핵은 여전히 많은 사람에게 발병하고 있어 주의가 필요한 질환입니다. 우리나라는 26년째 OECD 회원국 중 결핵 발생률이 비교적 높은 편이며, 2021년 결핵 발생률은 OECD 평균의 4.5배에 달했습니다. 특히 같은 해 코로나19를 제외한 법정 감염병 중 가장 많은 사망자를 기록하기도 했습니다.

Q 결핵은 어떻게 전염되나요?

A 결핵은 결핵균이라는 세균에 의한 만성 감염병으로, 환자의 기침, 재채기, 대화 등을 통해 균이 공기 중으로 배출되어 감염됩니다.

Q 결핵 증상은 무엇인가요?

A 가장 흔한 증상은 기침과 가래인데, 감기, 천식, 기관지염 등과 유사하기 때문에 증상만으로는 구분하기 어렵습니다. 하지만 감기로 인한 기침은 1주일 정도 지나면 대부분 호전되는 반면, 결핵의 경우 뚜렷한 원인 없이 기침이 2~3주 이상 지속됩니다.

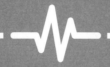

05

감기로 착각하기 쉬운
'급성 후두염'

항아리 기침·심한 변성·호흡곤란을
방치하면 후두 기관지염이 악화한다

•

| 의학 자문 인용 |

변형권 순천향대학교 서울병원 이비인후과 교수
조재구 고대구로병원 이비인후·두경부외과 교수

"후두 점막은 들이마신 공기를 가습하고
이물질을 걸러내는 여과기 역할을 하는데
여기에 염증이 생기면 빨갛게 부어올라
성대에 통증을 유발한다."

● 　기온이 뚝 떨어지면 감기 환자가 늘어난다. 환절기 감기 증상 중 하나는 목이 붓고 갑자기 목소리가 변하는 것인데, 증상이 심할 경우 '급성 후두염'일 수도 있다.

일교차가 커지면 면역력이 떨어지고 건조한 탓에 호흡기 점막이 약해져 공기 중 세균이나 바이러스가 후두에 침입해 문제를 일으킨다. 보통 일정 시간이 지난 뒤 회복할 수 있으나, 간혹 호흡곤란 증상까지 발생할 수 있다.

이비인후과 전문의 등에 따르면, 성대를 포함하는 '후두'는 목구멍의 아랫부분에 있는 공기가 통과하는 호흡 기관이자 발성 기관으로,

아래는 기도로 이어지며 음식물로 넘어가는 하인두(인두의 후두부)의 앞부분에 있다.

후두는 상기도(목 안의 기도) 중에서 가장 좁은 지역이다. 후두 점막은 코와 입으로 들이마신 공기를 가습하고 이물질을 걸러내는 여과기 역할을 한다. 염증이 생기면 빨갛게 부어올라 성대에 통증을 유발한다.

| 급성 후두염의 주요 증상 |

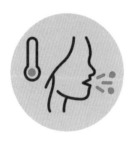

- 쉰 목소리
- 짖는 듯한 기침
- 호흡곤란
- 발열
- 가래
- 콧물
- 코막힘

변형권 순천향대학교 서울병원 이비인후과 교수는 "후두염에는 대표적으로 컹컹 울리는 기침, 쉰 목소리, 호흡곤란을 유발하는 급성 감염성 후두염이 있으며, 하기도로 진행됨에 따라 후두 기관지염으로 발전할 수 있다"고 말한다.

후두염을 일으키는 요인은 비감염성 원인과 감염성 원인으로 나뉜다. 비감염성 후두염으로는 위산 역류로 인해 생기는 만성 후두염이 대표적이며 알레르기, 흡연, 음주 등이 원인으로 꼽힌다. 또한 성대를 많이 사용하거나 흡입형 스테로이드 제제 사용으로 생기기도 한다.

급성 후두염은 대부분 감염성이다. 파라인플루엔자 바이러스가 75%로 가장 흔하며, 아데노바이러스와 호흡기 세포 융합 바이러스, 인플루엔자 바이러스, 홍역 바이러스 등에 의해 생길 수 있다.

급성 후두염의 주요 증상은 목에 이물감과 침을 삼킬 때 목구멍 통증, 목소리가 안 나오거나 심한 변성 등이다. 이를 방치하면 인두, 편도, 기관지 등 주변 조직으로 염증이 퍼져 기침, 콧물, 코막힘, 가래 등의 증상을 보인다.

변 교수는 "염증 범위와 원인에 따라 차이가 있지만 일반적으로 컹컹거리는 개 짖는 듯한 기침 소리, 항아리 기침으로 표현되는 울림 기침 소리를 내고 성대에 염증이 동반해 붓고 쉰 목소리로 변한다"고 말한다.

또한, "숨을 들이쉴 때 그렁거리는, 평소와 다른 호흡음을 내게 되고 심할 경우 호흡곤란 증상이 나타난다"면서 "발열이 동반하는 경우도 있으며, 증상은 주로 밤에 심하게 나타나며 대체로 빠르게 악화했다가 3~4일간에 걸쳐 서서히 증상이 사라진다"고 설명한다.

급성 후두염 치료의 핵심은 조기에 염증을 조절해 병이 더 나빠지는 것을 막아, 호흡곤란 및 저산소증으로 악화되지 않게 하는 것이다. 후두에 최대한 자극을 주지 않아야 빨리 낫는데 적절한 치료를 받으면 2~3주 내 완치된다.

조재구 고대구로병원 이비인후·두경부외과 교수는 "필요할 경우 가글액을 사용하거나 통증이 심할 경우 진통제를 복용할 수 있다"며 "급성 후두염도 바이러스와 세균에 의한 전염성 질환이기 때문에 외출 후 손 씻기 등 위생 관리에 신경 써야 한다"고 당부한다.

특히 영유아들은 기도가 성인보다 좁아 급성 후두염이 급성 폐쇄성 후두염(크루프)으로 진행된다. 미열, 콧물 등과 함께 컹컹거리는 듯한 기침 소리를 내며 숨쉬기 힘들어하면 단순 감기로 생각하지 말고 이비인후과를 찾아 진료를 받아야 한다고 강조한다.

조 교수는 "급성 후두염을 가볍게 생각하고 제때 치료를 받지 않으면 만성 후두염으로 악화하거나 목소리의 변화가 생길 수도 있으며, 성대 내 염증이 심해지면 성대 궤양이나 성대 물혹 등이 생길 수 있다. 증상 초기에 전문의를 찾아 진료받아야 한다"고 부연한다.

일상생활 속에서는 잦은 환기로 실내 공기를 깨끗이 만들어 주고, 가습기를 이용해 실내 습도를 높여주는 게 좋다. 충분한 수분 섭취와 되도록 말을 삼가는 음성 휴식이 쾌유에 도움이 된다. 후두에 자극을 줄 흡연, 음주와 맵고 짠 음식 섭취는 피하는 게 예방책이다.

Q 급성 후두염이란 무엇인가요?

A 바이러스나 세균에 의해 후두 점막에 염증이 생기는 질환입니다. 후두는 목구멍 아랫부분에 있는 기관으로, 숨을 들이마시고 목소리를 내는 역할을 합니다.

Q 급성 후두염은 어떻게 치료하나요?

A 급성 후두염 치료는 조기에 염증을 조절해 병이 더 나빠지는 것을 막아, 호흡곤란 및 저산소증으로 악화하지 않도록 하는 것입니다. 후두에 최대한 자극을 주지 않아야 빨리 낫는데 적절한 치료를 받으면 2~3주 내 완치됩니다. 일반적인 치료법은 휴식, 수분 섭취, 가습기를 사용한 실내 공기 가습 등입니다.

Q 급성 후두염을 예방하는 방법은 무엇인가요?

A 손을 자주 씻어 바이러스와 세균의 확산을 막고, 실내 공기를 자주 환기하며, 흡연과 음주를 삼가고, 충분한 수분을 섭취하고 맵고 짠 음식은 피하는 것이 좋습니다.

06

방치하면 임플란트
각오해야 하는 '치주염'

하루 세 번 칫솔질과 치실을 사용해
플러그·치석을 제거해야 한다

●

| 의학 자문 인용 |

박창규 고려대학교 구로병원 심혈관센터 교수

"만성 치주염이 생기면 칫솔질을 할 때
잇몸에서 피가 나고 치아가 흔들린다.
또한 치아에 힘이 없어져
음식을 씹기 힘들어진다."

● 만성 치주염은 치아 주위 조직의 염증으로 인해 잇몸(치은)과 치아를 지지해 주는 뼈(치조골)가 파괴되는 질환을 말한다. 통상 '풍치'로 알려져 있다.

전문 용어로는 치주질환 및 치은염(잇몸 염증), 치주염(뼈까지 파괴된 염증)으로 구분한다. 치주염은 염증이 치조골까지 확산된 증상으로 당뇨, 심혈관질환, 뇌혈관질환, 폐렴 등과 관계가 있으며 조산 및 미숙아 출산 등과도 연관돼 전신에 걸쳐 건강에 영향을 주는 질환이다.

세균과 음식물 찌꺼기(치태·플러그)가 칼슘 성분과 합쳐지면서 형성된 치석으로 인해 치주낭이 생기고 치아지지골(치조골)이 파괴되면서 만성 치주염이 생긴다. 이로 인해 잇몸병 증상이 발생한다.

잇몸병이 나빠지는 원인으로는 잘못된 보철물과 부정교합(아랫니와 윗니가 맞물리지 않음), 흡연, 스트레스, 이 악물기, 이갈이, 혀 내밀기 등 나쁜 습관, 약물 복용, 나이, 인종, 성별, 호르몬 변화가 꼽힌다.

| 2019~2023 치주질환 환자 수 |

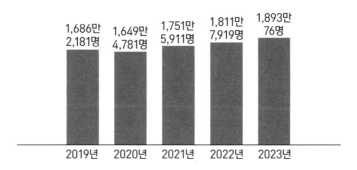

자료: 건강보험심사평가원

여기에 당뇨병과 심혈관계 질환, 임신, 영양 이상 등 전신적인 질환 및 영양 불균형도 원인이 된다. 일부지만 유전 질환도 원인으로 분석되고 있다.

만성 치주염이 생기면 칫솔질을 할 때 잇몸에서 피가 나고 치아가 흔들린다. 치아에 힘이 없어져 음식을 씹기 힘들어지고, 잇몸이 들뜬 느낌이 든다. 입 냄새(구취)가 심해지면 상대방과 대화하기 어려워진다.

잇몸에 볼록하게 고름이 차고 잇몸이 붉게 변하며 건드리면 아프다. 치아 사이가 벌어지고 위치 변화가 생긴다. 초기에는 대체로 아프지 않지만, 질환이 상당히 진행되면 불편함이 느껴진다. 만성 치주염은 주로 30대 후반 이후에 발생한다. 다만 일부 만성 치주염 환자는 10대부터 잇몸이 안 좋아진다.

잇몸병은 다양한 진행 과정을 겪는다. 초기 치주염은 잇몸이 붓고 들뜬 느낌이 나고 붉어지며 건드리면 피가 난다.

중기 치주염은 잇몸이 내려가고 이 사이가 뜨기 시작한다. 이로 인해 치아가 약간씩 흔들리기 시작한다. 말기 치주염은 잇몸이 심하게 내려가고 이 사이가 벌어지며 치아가 심하게 흔들린다.

만성 치주염은 탐침(포켓)을 이용해 치아와 잇몸 사이에 생긴 치주낭 깊이를 측정해 진단한다. 또 엑스레이(X-ray) 사진을 찍어 치아 주위의 골 지지가 얼마나 손실됐는지 파악한다.

만성 치주염이 생기면 스케일링을 통해 플라그와 치석을 제거해 치료한다. 치아와 잇몸 사이에 생긴 치주낭 깊이를 줄이기 위해 잇몸을 절제하고 문제가 되는 치주낭 부분을 제거해 건강한 조직이 치아에 붙을 수 있도록 돕는다.

치주염이 심하면 항생제를 처방하거나 치아와 잇몸 사이 치주낭에 항생 연고를 넣고 느슨해진 치아는 빠지지 않도록 다른 치아에 고정한다. 치근단 치주염은 치아 세균 제거, 근관 치료를 통해 치료한다. 하지만 치료할 수 없는 치아는 뽑을 수밖에 없다.

치주 치료를 받은 후 일시적인 합병증이 발생할 수 있다. 그 증상으로는 치아가 시리고 흔들리거나 또 치아 사이에 공간이 생겨 잇몸이 내려앉는다. 출혈과 통증, 감각 이상 등이 나타날 수 있지만, 시간이 지나면서 서서히 사라진다.

만성 치주염 환자는 치료를 받고 살균 구강청정제를 정기적으로 사용하는 게 좋다. 구강 위생을 위해 최소한 하루 세 번 칫솔질하고, 또 치실을 사용해 플라그와 치석이 쌓이지 않도록 해야 한다. 담배를 끊으면 잇몸이 상하는 것을 예방할 수 있다.

Q 만성 치주염이란 무엇인가요?

A 치아 주위 조직이 염증으로 인해 잇몸(치은)과 치아를 지지해 주는 뼈(치조골)가 파괴되는 질환입니다. 흔히 풍치라고 불리기도 합니다. 치주질환으로 분류되며, 잇몸 염증인 치은염과 뼈까지 파괴되는 치주염으로 구분됩니다.

Q 만성 치주염의 원인은 무엇인가요?

A 세균과 음식물 찌꺼기(치태·플러그)가 칼슘 성분과 합쳐져 형성된 것이 치석입니다. 이 치석이 쌓이면 치주낭이 생기고 치아 지지뼈가 파괴되어 잇몸병 증상인 만성 치주염이 나타납니다. 당뇨병과 심혈관계 질환, 임신, 영양 이상 등 전신적인 질환 및 영양 불균형도 원인이 됩니다.

Q 만성 치주염의 증상은 무엇인가요?

A 칫솔질을 할 때 잇몸에서 피가 나는 증상, 치아가 흔들리는 증상, 음식을 씹기 힘들어지는 증상, 잇몸이 들뜬 느낌, 입 냄새(구취)가 심해지는 증상, 잇몸에 볼록하게 고름이 차고 잇몸이 붉어지는 증상, 치아 사이가 벌어지고 위치가 변화하는 증상 등입니다.

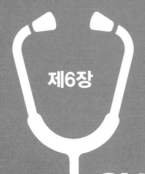

제6장

일상에
숨어 있는
건강의 적들

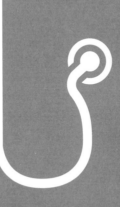

01

찬물 머금었을 때 편안하면
더 위험한 '치통'

진통제가 듣지 않고 갑자기 이가 시리면
무조건 치과를 찾아야 한다

•

| 의학 자문 인용 |

오소람 경희대학교치과병원 보존과 교수
이진규 강동경희대학교병원 치과 보존과 교수
채홍기 제주중앙 유다치과의원 대표원장

"이전에 겪지 못한
예리한 통증, 시린 증상,
치아 사이에 음식물이 자주 끼면
치과에 가는 게 좋다."

● 　얼음을 씹어먹다 치통을 느끼는 사람들이 있다. 단단한 것을 즐겨 먹다 치아에 금이 갈 수 있어서다. 부서지거나 금이 갔을 때, 찬 음식에 닿거나 깨물었을 때 치아가 갈라지면서 신경에 자극을 주면 통증이 온다. 그러나 이미 치료한 부위에서도 통증을 느낄 수 있다.

　치과의사들은 치통에 단계가 있다면서 "이전에 느끼지 못한 예리한 통증, 시린 증상, 갑자기 치아 사이에 음식물이 많이 낀다면 검진을 받아볼 필요가 있다. 충치가 생겼을 때 거울만 보고는 충치를 발견하기 어렵다. 치과에서만 정확한 진단이 가능하다"고 말했다.

　치과 보존과 전문의에 따르면 치통은 발생 원인과 부위가 다양하다. 치아 내의 연조직인 치수(치아 안쪽 신경)에 생기는 경우가 많지만, 잇몸이나 치조골(잇몸뼈) 등 치아 주변 조직의 통증이거나 실제로는 입술, 광대뼈, 턱관절 부위의 통증일 수도 있다.

오소람 경희대학교치과병원 보존과 교수가 말하기를 치통은 크게 3단계로 나뉜다. 충치 범위가 작고 치수에 변성이 유발되지 않은 단계로 찬물이 닿으면 시린 통증이 느껴지는 1단계, 치수에 심한 염증과 변성이 일어나 뜨거운 물이 닿으면 통증이 느껴지는 2단계다.

가장 심한 단계는 치수에 급성 염증이 생겨 아무런 자극이 없이 가만히 있어도 욱신거리면서 통증을 강하게 느끼는 3단계다. 이때는 찬물을 머금으면 오히려 통증이 줄어든다. 찬물 마실 때보다 뜨거운 물에 아프다면 심한 치통임을 알 수 있다.

그러나 치통을 호소하면서 원인 치아를 정확히 가리키지 못하기도 한다. 치수에는 고유 수용성 감각을 담당하는 신경섬유가 분포하지 않아 위치를 정확하게 모를 수 있다. 또 각기 다른 말초 부위에서 온 감각신경이 중추신경계에서 수렴하는 '폭주' 현상도 있다.

일례로 위 어금니가 원인인데 아래 어금니가 아프다고 할 수 있다. 이때 왼쪽인지 오른쪽인지는 혼동되지 않으나 위나 아래, 또는 바로 인접한 치아 3~4개에서 통증이 나타난다. 따라서 치과에서는 환자가 통증을 호소하는 치아, 바로 옆 치아 또는 위나 아래 치아도 함께 검사한다.

이진규 강동경희대학교병원 치과 보존과 교수는 "이가 시린 증상이 치수 조직 내 신경 또는 상아질 내부에 분포하는 신경 때문에 느껴질 수 있다"며 "환자들은 아픈 통증과 시린 감각을 잘 구분하지 못하는 예도 있다"고 말했다.

| 치통 3단계 |

구분	증상
1단계	**충치 범위가 작고 치수에 변성이 유발되지 않은 단계** 찬물이 닿으면 시린 통증이 느껴진다.
2단계	**치수에 심한 염증과 변성이 일어난 단계** 뜨거운 물이 닿으면 통증이 느껴진다.
3단계	**치수에 급성 염증이 생긴 단계** 아무 자극이 없어도 욱신거리면서 통증이 강하게 느껴진다.

치아와 잇몸 사이의 치경부가 심하게 파인 경우를 치경부 마모증이라고 하는데, 이에 의한 상아질 노출 또는 우식(충치) 등에도 시린 증상을 호소할 수 있다. 교합으로 인해 과한 힘이 치아에 가해지는 경우에도 시린 증상이 나타날 수 있다.

씹을 때 아프다면 치아 내부 치수 조직 염증이 치아 뿌리 주변으로 확산한 것인지 교합 문제인지 등을 감별해야 한다. 치아나 뿌리에 금이 갔을 때도 시린 증상을 호소할 수 있다는 게 이진규 교수의 설명이다.

이 밖에도 치아에서 생긴 게 아닌 입술, 광대뼈, 턱관절 부위의 통증을 뜻하는 비치성통증 가능성을 평가해야 하는 경우도 많다. 치성통증이라고 판단되는 경우도 치아 내부 치수 조직 기원인지 아니면 치아 주변에서 기원한 통증인지 감별해야 한다.

오 교수는 "치통을 호소하는 환자는 기본적으로 치아의 파절, 그리고 충치가 있는지 확인해야 한다. 치아와 악골(턱을 이루는 뼈)에 대한 방사능 검사는 충치 확인에 매우 유용하고 필수적"이라고 말한다.

충치가 비교적 초기 단계면 충치를 제거한 뒤 치과 재료로 원래 치아 형태를 복구한다. 다만 충치 범위가 넓거나 충치가 발생한 지 오래돼 치수에 변성이 일어났다면 근관 치료(신경 치료) 후 치아를 원래 형태로 수복한다.

작은 어금니, 큰 어금니는 치아 전체를 감싸는 크라운을 씌워 수복해야 한다. 앞니는 근관 치료 후 치아와 같은 색깔의 재료인 레진을 충전해 치료할 수도 있다. 치아 부위 손실이 크거나 배열이나 형태를 바로잡고 싶은 경우에도 크라운 수복을 한다.

진통제 복용으로 통증이 줄어든다고 할지라도 이전에 겪지 못한 예리한 통증, 시린 증상, 치아 사이에 음식물이 끼는 등 불편감이 나타나면 치과에 가는 게 좋다. 간혹 충치로 치수가 죽어 치아 뿌리 주변까지 염증이 진행된 경우 통증을 전혀 느끼지 못할 수 있다.

이 교수는 "치통의 원인이 매우 다양하다. 치과의사와 신중하게 파악하기를 권유한다"며 "단지 '아프다'는 표현으로는 정확한 원인과 진단이 어렵다. 환자들은 본인 불편감을 세밀히 관찰하고 이를 충분히 설명하는 게 많은 도움이 된다"고 말한다.

오 교수는 "치아와 치아 사이 충치가 생기면 입을 벌리고 거울을 봐서는 충치를 발견하기 어렵고 치과에서 방사선 검사를 통해 확인해야만 정확한 진단이 가능하다"며 "치과 검진은 정기적으로 받아야 한다"고 조언한다.

치아 속 신경에 염증이 생기는 '치수염'이 있다면 장마 기간에 더욱 통증이 심해지기도 한다. 특히 낮에는 괜찮다가도 잠자리에 들려고만 하면 맥박에 맞춰 쿡쿡 쑤시듯 이가 아린다. 누웠을 때 머리 쪽으로 혈액이 몰려 치아 속 혈관이 확장돼 치아 신경이 심장 박동에 맞춰 주기적으로 통증을 느끼기도 한다.

잇몸질환이 심해도 밤 치통을 느낄 수 있다. 채홍기 제주중앙 유다 치과의원 대표원장은 "치수염이 바늘로 찌르는 듯한 날카로운 통증이라면 치주질환에 의한 치통은 뻐근하고 둔중한 통증이다. 아주 심하면 치수염과 비슷한 통증이 나타난다"고 설명했다.

치통이 나타나면 양치질을 하고 치실을 사용해 치아 사이에 낀 음식물을 제거하고 물로 입속을 헹구는 것이 도움이 된다. 통증이 느껴지거나 부은 자리에 얼음찜질을 하거나 해당 부위에 각얼음을 머금고 있으면 혈관이 수축되면서 일시적으로 통증이 잦아드는 효과가 있다.

　장마철 치통을 예방하기 위해서는 적절한 운동과 휴식, 위생적인 생활, 균형 있는 식사로 면역력을 높여주는 것이 중요하다. 규칙적인 생활과 적절한 운동은 엔도르핀을 활성화하고 치통 예방을 돕는다.

Q 얼음을 씹으면 치아가 아픈 이유는 무엇인가요?

A 단단한 얼음으로 인해 치아에 금이 가거나 치아가 부러지면서 신경에 자극을 주어 치통이 발생합니다. 또한, 이미 치료한 부위에서도 찬 자극에 민감하게 반응하여 통증을 느낄 수 있습니다.

Q 치통의 발생 부위와 원인은 무엇인가요?

A 치과 보존과 전문의에 따르면 치통은 발생 원인과 부위가 다양합니다. 치아 내의 연조직인 치수(치아 안쪽 신경)에 생기는 경우가 많지만, 잇몸이나 치조골(잇몸뼈) 등 치아 주변 조직의 통증이거나 실제로는 입술, 광대뼈, 턱관절 부위의 통증일 수도 있습니다.

Q 치통을 느낄 때 원인 치아를 정확히 알 수 없는 이유는 무엇인가요?

A 치아에는 위치를 정확히 알 수 있는 고유 수용성 감각을 담당하는 신경섬유가 분포하지 않기 때문이며 또한 각기 다른 말초 부위에서 온 감각신경이 중추신경계에서 모여 '폭주' 현상이 일어나기 때문입니다. 이때 왼쪽인지 오른쪽인지는 혼동되지 않으나 위나 아래, 또는 바로 인접한 치아 3~4개에서 통증이 나타난다고 느낄 수 있습니다.

02

사망까지 부를 수 있는
냉면·김밥 속 '식중독균'

살모넬라, 리스테리아, O-157 등이
대표적인 식중독 원인균이다

"식중독 중 세균성 감염형은
병원성 미생물에 의해 발생한다.
식재료를 가열해 균을 사멸시키고
안전하게 먹어야 한다."

●　날이 덥고 습해지면 식중독이 발생하는 일이 많아진다. 2022년 6월 여름 경남 김해의 한 식당에서 냉면을 먹은 손님 34명이 식중독에 걸렸고 이 중 한 60대 남성이 사망하는 일까지 발생했다. 살모넬라에 오염된 계란 지단이 원인이었다.

식중독은 말 그대로 음식을 먹고 몸 안에 독이 생겨 걸리는 병이라고 보면 된다. 그런데 원인이 되는 독이 어떤 것인지에 따라 세균성 감염형 식중독, 세균성 독소형 식중독, 바이러스성 식중독, 원충성 식중독, 자연독 식중독, 화학적 식중독 등으로 나뉜다.

세균성 감염형은 살모넬라균이나 장염 비브리오, 리스테리아균 등의 병원성 미생물에 의해 발생한다. 세균이 원인이기에 가열해 균을 사멸시키고 먹으면 대부분 걸리지 않는다. 세균성 독소형은 세균이 분비한 독소로 오염된 음식을 먹어 걸린다.

가열해도 독소는 그대로 남아 병을 일으키는 경우가 많다. 황색포도상구균이나 보툴리누스균 등이 세균성 독소형 식중독을 일으키는 주요 세균이다.

바이러스성 식중독은 세균이 아닌 노로나 로타 등의 바이러스가 일으킨다. 이질아메바 원충이나 복어나 감자 등의 자연독, 식품첨가물로 쓴 화학물질 등도 식중독을 일으킨다.

습하고 온도가 높은 환경은 세균이 번식하기 좋기에 여름에는 특히 세균성 감염형이나 세균성 독소형 식중독이 많이 발생한다. 세균성 감염형 식중독을 일으키는 살모넬라는 닭, 오리, 달걀 등의 가금류와 돼지 등 동물의 장내나 자연에 퍼져 있다.

37도에서 가장 잘 자라는 것으로 알려져 있으며 살모넬라에 오염된 음식을 먹으면 보통 6~72시간 후 발열을 동반한 복통이나 구토 등 증상이 나타난다. 대부분 이전에 냉면집들이나 김밥집들에서 발생한 식중독도 살모넬라가 원인이었다.

리스테리아균도 세균성 감염형 식중독을 일으킨다. 오염된 육류, 훈제 연어 같은 육가공류, 유제품에서 주로 발견되지만, 채소를 오염시키기도 한다.

2020년 미국에서는 팽이버섯을 먹고 17개 주에서 36명이 식중독에 걸려, 4명이 숨지는 일도 있었다. 당시 임신부 6명이 감염 증세를 일으켜 2명이 유산하기도 했다. 이들은 모두 팽이버섯을 생으로 먹은 것으로 알려졌다.

황색포도상구균은 세균성 독소형 식중독을 일으키는 대표적인 세균이다. 사람의 피부에 많이 살고 있는 세균이며, 피부에 상처가 났을 때 염증을 일으킨다. 주로 상처 난 손으로 음식을 조리하다가 이 균이 식품에 침투해 장독소라는 독소를 분비, 식중독을 일으킨다. 크림류를 오염시키는 경우가 많아 크림빵이나 케이크 등이 잘 오염된다. 손으로 재료들을 자주 만지는 김밥도 이에 취약하다.

대장에 있어야 할 대장균이 음식물에서 번식해 식중독을 일으키는 경우도 빈번하다. 대장균은 사람의 대장 속에 400종 종류가 사는데 대부분 위해성이 없으나, 일부 균이 식중독 등의 병을 일으킨다. 이들을 병원성 대장균이라고 한다. 햄버거 패티 등을 오염시켜 식중독인 '햄버거병(용혈성 요독 증후군)'을 일으킨 'O-157' 균이 대표적으로, 대장균에 의한 식중독 역시 여름에 잘 발생한다.

성인은 식중독에 걸려도 1~3일 안에 별다른 치료 없이 낫는다. 그러나 면역력이 약한 노약자, 당뇨병과 고혈압을 앓는 만성질환자는 가급적 병원을 방문하는 게 좋다. 가벼운 설사 증상만 있다면 최소 12시간 음식물을 먹지 않는 게 좋다.

식중독 예방법은 개인위생을 철저히 지키는 것이다. 더러운 것을 만지거나 화장실에 다녀온 뒤 반드시 손을 씻는다. 세균은 주로 섭씨 40~60℃에서 번식하므로 음식물을 저장할 때는 4℃ 이하에서, 가열은 60℃ 이상으로 하는 게 안전하다.

단, 황색포도상구균처럼 독소로 식중독을 일으키는 것은 가열해도 소용이 없으므로 미심쩍은 식품은 아예 먹지 말아야 한다. 채소는 리스테리아균으로 오염된 흙이나 동물 분뇨 등을 씻어낼 수 있도록 흐르는 물에 여러 번 씻는다. 그 후 살균제나 식초를 탄 물에 5분 넘게 담근 뒤 깨끗한 물로 3회 이상 충분히 헹구는 게 좋다.

| 식중독 사회경제적 손실 비용 |

정부 비용	기업 비용	개인 비용
156억 원 (0.8%)	1,958억 원 (10.6%)	1조 6,418억 원 (88.6%)

병원 미방문	병원 방문
391억 원 (2.1%)	1조 6,027억 원 (86.5%)

※ 개인 비용 = 병원 비용 + 병원 미방문 비용

자료: 식품의약품안전처

Q 식중독이란 무엇인가요?

A 음식을 먹고 몸 안에 독이 생겨 발생하는 질병입니다. 세균성 감염형, 세균성 독소형, 바이러스성, 원충성, 자연독, 화학적 식중독 등 다양한 유형이 있습니다.

Q 여름철에 왜 식중독이 많이 발생하나요?

A 습도와 온도가 높은 여름 환경은 세균이 번식하기 좋기 때문입니다. 특히 세균성 감염형이나 세균성 독소형 식중독이 많이 발생합니다. 세균성 감염형 식중독을 일으키는 살모넬라균은 닭, 오리, 달걀 등의 가금류와 돼지 등 동물의 장내나 자연에 퍼져 있습니다.

Q 식중독 증상은 무엇이며,
어떻게 치료해야 하나요?

A 설사, 구토, 복통, 발열 등이 있으며, 대부분 1~3일 안에 호전됩니다. 하지만 노약자, 당뇨병, 고혈압 등 만성질환자는 병원 치료가 필요할 수 있습니다. 가벼운 설사 증상이 있는 경우에는 12시간 이상 음식을 섭취하지 않는 것이 좋습니다.

03
광노화 막는
'자외선 차단제' 바르는 법

국내 자외선 지수는 1~11급으로 나눠
'낮음~위험' 5단계로 예보한다

"주름은 많은 양의 자외선 때문에 생긴다.
자외선 차단제가 효과를 보려면
얼굴에만 500원짜리 동전 크기 양을 바르고
이후 덧바르는 것이 좋다."

본격적인 여름을 앞두고 햇빛이 점점 강해지면서 피부의 적인 자외선을 어떻게 막을지가 중요해지고 있다. 전문가들은 노화로 인해 피부 주름이 생기는 것은 어쩔 수 없지만 많은 양의 자외선을 자주, 오랜 기간 쪼여서 피부에 주름이 생기는 '광노화'는 최대한 막는 것이 좋다고 조언한다.

피부를 늙게 하는 태양 빛은 여러 가지다. 태양에서 지구로 '광자'가 날아오는데, 이는 일직선이 아니라 파장을 그리며 온다. 이 파장, 즉 곡선 중 최고점(또는 최저점)과 그다음 최고점 사이의 간격에 따라 자외선, 가시광선, 적외선으로 나눈다.

파장이 길수록 에너지가 약하고 짧을수록 에너지가 크다. 자외선이 적외선보다 파장이 짧고 자외선 중에는 자외선 C, 자외선 B, 자외선 A 순으로 파장의 길이가 짧다.

강한 에너지를 가진 자외선 C는 바이러스를 죽이거나 DNA에 영향을 미치지만 대부분 오존층에 의해 제거되고, 자외선 B도 유리창을 거치면 제거된다. 하지만 자외선 A는 창문이나 커튼도 통과하여 피부에 영향을 미친다.

자외선 차단제는 '선스크린', '선크림', '선블럭' 등의 다양한 이름으로 시중에 나와 있다. 유기자차, 무기자차, SPF 등 헷갈리는 용어들도 쓰인다. SPF는 자외선 B의 차단 효과를 말한다. 숫자 1당 15~20분간 차단 효과가 있어서 SPF 20이면 최소 3시간은 자외선 차단 효과가 있다는 의미다.

PA는 자외선 A의 차단 효과를 나타낸다. +, ++, +++로 표시하는데 +가 많을수록 차단 효과가 크다는 의미다.

무기자차는 피부에 그늘막을 씌워 자외선을 튕겨내는 물리적 차단제를 말한다. 얼굴이 허옇게 되는 백탁 현상이 발생할 수 있지만 유기자차보다 화학 성분 함유량이 적어 피부 자극이 덜하다.

유기자차는 피부에 스며들어 피부에 닿은 자외선을 흡수한 후 이를 인체에 무해한 열로 전환하는 화학적 차단제다. 백탁 현상이 없고 매끈하게 발리는 장점이 있지만 자외선을 피부에 흡수하고 열로 바꾸는 과정에서 피부가 예민해질 수 있고 화학 성분이 많아 알레르기, 트러블, 눈 시림 현상이 나타날 수 있다. 무기자차인지 유기자차인지 역시 제품에 명시되어 있다.

| 자외선 A 차단 등급 분류 |

자외선 A 차단 지수 (PFA)	자외선 A 차단 등급 (PA)	자외선 A 차단 효과
2 이상 4 미만	PA+	낮음
4 이상 8 미만	PA++	보통
8 이상	PA+++	높음
16 이상	PA++++	매우 높음

전문가들은 자외선 차단제가 자외선 차단이라는 효능 외에 피부에 좋은 점은 없지만 그 이득이 훨씬 크기 때문에 꼭 발라야 한다고 조언한다. 효과를 보려면 얼굴에만 500원짜리 동전 크기 양을 발라야 하기에 한 번 바른 후 여러 차례 덧바르는 것이 좋다. 외출 30분 전에 이렇게 바르고, SPF에 따라 다르지만 외출 후 대체로 2~3시간마다 한 번씩 덧바르는 것이 권장된다.

기상청 날씨누리를 참고하면 자외선이 어느 정도인지, 어떻게 대응해야 하는지 참고할 수 있다. 국내에서 자외선 지수는 1부터 11까지 매겨진다. 11이 가장 높다. 자외선 지수에 따른 대응은 '낮음'에서 '위험'까지 총 5단계로 나뉘어 예보된다.

예를 들어, 대응 단계 '매우 높음'은 자외선 지수 8 이상~11 미만에 해당하며, 햇볕에 노출 시 수십 분 이내에도 피부 화상을 입을 수 있는 강도다. 이럴 때는 오전 10시부터 오후 3시까지 외출을 피하고 실내나 그늘에 머물러야 하며 외출 시 긴 소매, 모자, 선글라스를 착용하고, 자외선 차단제도 발라야 한다.

Q 자외선이란 무엇이며,
피부에 어떤 영향을 미치나요?

A 자외선은 태양으로부터 오는 빛의 일종으로, 파
장에 따라 자외선 C, 자외선 B, 자외선 A로 나뉩니
다. 이중 자외선 A는 창문이나 커튼도 통과하여 피
부 노화의 주요 원인이 되는 '광노화'를 유발합니다.
또한, 피부암 발생 위험도 증가시킵니다.

Q 자외선 차단제는 어떻게 작동하나요?

A 자외선 차단제는 크게 무기자차와 유기자차로
나뉩니다. 무기자차는 피부에 물리적인 그늘막을
형성하여 자외선을 반사합니다. 백탁 현상이 나타
날 수 있지만, 피부 자극이 적습니다. 유기자차는 피
부에 흡수되어 자외선을 흡수한 후 열로 변환합니
다. 백탁 현상이 없고 매끄럽게 발리는 장점이 있지
만, 피부를 자극하고 알레르기, 트러블, 눈 시림 현
상을 일으킬 수 있습니다.

Q 자외선 차단제를 어떻게 바르고,
얼마나 자주 덧바르는 것이 좋나요?

A 외출 30분 전에 얼굴에 500원짜리 동전 크기 정
도로 고르게 발라야 합니다. 외출 후 2~3시간마다
한 번씩 덧바르는 것이 좋으며, 땀이나 물기가 닿으
면 더 자주 덧바르는 것이 좋습니다.

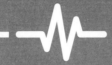

04

몰아서라도 자며 채워야 할
'수면 부족'

한국인의 이상적 수면 시간은 8시간이나
실제는 주중 6~7시간 밖에 못 잔다

"잠을 몰아서 자는 것을
전문가들이 권하지는 않지만
모자란 잠을 나중에라도 채우는 것이
신체적으로 훨씬 유리하다."

● 　잠은 암, 심혈관계 질환, 대사성 질환 등과도 관련이 있다. 정확히 말하면 수면 호르몬으로 알려진 멜라토닌의 분비와 연관돼 있다.

멜라토닌은 뇌에서 분비되는 수면 유도 호르몬으로 단순히 수면의 질을 높여주는 것뿐만 아니라 항암, 항산화, 항염증, 항발작 효과까지 있다. 심혈관계 질환, 대사성 질환, 암, 신경퇴행질환도 멜라토닌 결핍과 관련이 있다.

팔을 앞뒤로 흔들고 한발씩 발을 앞으로 교차해 내딛는 동작, 즉 걷는 동작도 자동으로 이뤄지는 행동이 아니며 수면의 영향을 많이 받는다는 것이 최근 연구 결과로 밝혀졌다. 영국 가디언과 미국 포브스 등의 매체에 따르면, 최근 '사이언티픽리포트'에 실린 한 논문은 잠과 걸음걸이의 상관관계를 연구했다.

브라질, 벨기에, 미국 연구자들이 공동으로 실시한 이 연구에는 이전에 보행, 균형, 수면 장애가 없는 30명의 대학생이 참여했다. 포브스에 따르면 이들은 혈기 왕성한 대학생답게 수면 습관이나 수면 위생이 엉망이어서 자기 전에 폭식하는 것은 물론 자는 시간도 불규칙했다.

이들은 평균 6시간을 잤고 양질의 수면이 부족했다. 30명 중 10명은 주말에 더 자도록 해 수면을 보충하도록 했다. 다른 10명은 주말에도 더 자지 못하고 주중의 패턴을 유지했고 나머지 10명은 목요일 밤부터 금요일까지 잠을 자지 않도록 했다.

그 후 모든 연구 참가자는 러닝머신 위를 걸으며 메트로놈의 박자에 자신들의 발걸음을 맞추는 실험을 했다. 그런데 메트로놈과 리듬을 맞추기만 하면 되는 간단한 동작이었는데도 목요일 밤부터 잠을 빼앗긴 학생들은 박자에 맞춰 발꿈치를 땅에 딛는 동작도 제대로 하지 못했다. 박자를 놓치기도 하고 리듬도 맞추지 못했다. 이들은 세 그룹 중 걷는 상태가 가장 좋지 않았다.

주말에 모자란 잠을 벌충할 수 있었던 학생들은 잠을 벌충하지 못했던 이들에 비해 박자를 잘 맞췄다. 대체로 수면 전문가들은 나중에 잠을 몰아서 자는 것을 권하지 않지만 모자란 잠 이른바 '잠 빚'을 나중에라도 채우는 것이 신체적으로 훨씬 유리함을 시사했다.

연구자들은 이 실험이 걷는 동작이 생각만큼 단순한 것이 아니며 잠이 몸을 움직이는 것뿐 아니라 상황을 탐색하고 적응하는 능력에 영향을 미친다는 것을 보여준다고 설명했다.

현실은 러닝머신 위를 걷는 것보다 훨씬 복잡하다. 사람들, 차, 사물을 피해야 하고 직업에 따라 위험하거나 복잡한 업무를 수행해야 한다. 잠을 빼앗기면 일상생활이 삐걱거리는 것뿐 아니라 목숨이 위험할 수도 있다. 그만큼 잘 자는 것이 중요하다고 연구자들은 강조했다.

미국 질병통제예방센터(CDC) 기준에 따르면, 성인은 적어도 7시간을 자고, 취학 연령의 아이들은 9~12시간, 청소년은 8~10시간을 매일 밤 자야 한다.

2021년 7월 한 호주 기업이 한국 성인 남녀 1,058명을 대상으로 벌인 설문조사 결과 한국인이 생각하는 이상적인 수면 시간은 8시간이었다. 반면 실제 주중 평균 수면 시간은 6시간 42분인 것으로 나타났다. 다만 주말에는 주중보다 평균 한 시간 더 많은 7시간 49분 수면을 취했다.

또한, 2024년 3월 글로벌 수면 솔루션 기업 레즈메드가 발표한 글로벌 수면 인식 설문조사 결과에 따르면, 한국인의 수면에 대한 만족도 전반적으로 낮은 것으로 조사됐다. 수면의 양과 질 만족도 항목에서 '만족스럽다'라고 답한 한국인 응답자는 각각 38%, 36%로, 글로벌 평균인 50%와 49%에 비해 낮은 것으로 나타났다.

| 한국인의 숙면 방해 요소 |

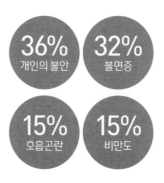

자료: 레즈메드

일주일에 매일 숙면을 취한다고 답한 한국인 응답자는 7%로 글로벌 평균인 13%에 비해 낮다. 한편 일주일에 1~3회의 숙면을 취한다고 답한 글로벌 응답자는 10명 중 4명으로 나타났다.

숙면을 방해하는 요인으로는 한국인의 35%가 개인적 불안을 꼽았다. 이어 불면증 32%, 호흡곤란·비만도 각 15% 등이다.

Q 수면 부족은 걷는 동작에
어떤 영향을 미치나요?

A '사이언티픽리포트'에 실린 한 논문에 따르면, 충분한 수면을 취하지 못한 사람들은 러닝머신 위를 걸으며 메트로놈의 박자에 자신들의 발걸음을 맞추는 간단한 동작도 제대로 하지 못하는 등 전반적으로 걷는 상태가 좋지 않았습니다.

Q 성인과 청소년의 권장 수면 시간은
얼마나 되나요?

A 미국 질병통제예방센터(CDC) 기준에 따르면, 성인은 적어도 7시간, 취학 연령 아이는 9~12시간, 청소년은 8~10시간 수면을 권장하고 있습니다.

Q 한국인의 실제 수면 시간은 얼마나 되나요?

A 2021년 한 호주 기업의 설문조사에 따르면, 한국인이 생각하는 이상적인 수면 시간은 8시간이었지만 실제 주중 평균 수면 시간은 6시간 42분이었고 실제 주말 평균 수면 시간은 7시간 49분으로 나타났습니다. 또한 2024년 수면 인식 설문조사 결과에 따르면, 한국인의 수면에 대한 만족도 전반적으로 낮은 것으로 조사됐습니다.

05

건강한 스트레스와
해로운 스트레스 구별법

신체적·심리적 고통을 주는
'디스트레스'가 더 문제다

"6개월 동안 과도한 걱정이 계속된다면
이는 불안장애의 징후다.
상황이 끝나고 스트레스도 해소됐다면
그것은 단순한 스트레스다."

현대 사회를 살아가면서 사람들은 다양한 스트레스를 겪는다. 예상치 못한 일이나 나쁜 일이 일어났을 때 또는 좋은 일을 겪어도 스트레스를 받는다.

살아가는 동안 결코 피할 수 없는 이 스트레스는 적절한 수준에서는 사람을 긴장시키고 집중력을 높이는 긍정적인 효과를 발휘한다. 하지만 너무 지나치면 신체적인 문제나 심리적인 고통을 겪게된다. 이를 '디스트레스(Distress)'라고 부른다. 그렇다면 삶에 도움이 되는 적당한 스트레스와 디스트레스를 어떻게 구별할까?

미국 CNN의 최근 기사에 따르면, 스트레스는 신체적, 감정적 중

압감을 주는 어떤 것에 대한 정상적인 인간의 반응이다. 짧은 기간 특정 순간 나타나는 스트레스 즉 '급성 스트레스'는 어떤 특정 상황을 탐색하는 데 도움이 된다. 이 순간 심박수가 높아지고 호흡이 빨라지는데 이것이 반복적으로 일어나면 만성 스트레스가 된다.

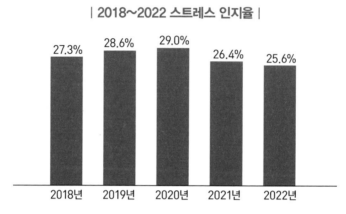

| 2018~2022 스트레스 인지율 |

자료: 질병관리청

스트레스 전문가인 신시아 애크릴 박사는 "스트레스 자체는 나쁘지 않지만, 스트레스 상황이 끝난 후에도 풀리지 않으면 해를 끼친다"고 설명한다.

전문가들에 따르면, 스트레스는 그 자체로 정신건강의학상의 진단명은 아니다. 하지만 스트레스가 우울증이나 강박장애 같은 다른 정신질환을 악화시킬 수 있다. 단순한 스트레스인 줄 알았는데 다른 정신질환인 경우도 있다.

예를 들어, 스트레스 상황이 끝났는데도 6개월 동안 과도한 걱정이 계속되면 이는 불안장애의 징후다. 하지만 상황이 끝나 스트레스도 해소되고 직장이나 학교에서 평소대로 일하거나 공부하게 되면 단순한 스트레스다.

보건복지부 국립정신건강센터는 스트레스가 자신의 기준과 목표에 과도하게 집착한 나머지 자신을 혹사시킬 때 발생한다고 설명한다. 센터에 따르면, 자신이 디스트레스 상태인지 알려면 내가 주위 사람들과 어떻게 지내는지 어떤 마음인지 살펴보면 된다.

스스로 무리하는 상태가 지속되면 자신처럼 헌신적으로 일하지 않는 사람을 답답해하고 미워하는 마음이 생긴다. 그러면서 주위 사람들과 자꾸 충돌하게 되면 디스트레스 상황이다.

과도한 불안과 긴장을 줄이는 데 가장 중요한 방법은 충분한 수면이다. 그런데 4시간 이상 수면이 어렵거나 1~2시간마다 반복적으로 깬다면, 이는 다른 병일 수 있으니 정신건강의학과에서 상담을 받는 것이 좋다.

또한, 스트레스에서 벗어나기 위해서는 머리가 아닌 몸을 써야 한다고 강조한다. 규칙적인 생활과 운동 등 계획대로 몸을 움직이는 것이 치료의 시작이라는 것이다.

애크릴 박사는 가장 오래되고 효과 있는 스트레스 완화법 중 하나는 호흡법이라고 말했다. 그는 "배 위에 손을 얹고 숨을 들이마시라.

횡격막은 내려가고 배 위의 손은 올라가는 것을 보라"면서 "천천히 호흡하면서 내면에 집중하는 것은 우리 뇌에 '나는 괜찮다'는 신호를 보내 스트레스를 완화한다"고 말한다.

건강 **Q** & **A**

Q 스트레스와 디스트레스의 차이점은 무엇인가요?

A 스트레스는 신체적, 감정적 중압감을 주는 어떤 것에 대한 정상적인 인간의 반응이며, 어떤 특정 상황을 탐색하는 데 도움이 됩니다. 반면, 디스트레스는 스트레스 상황이 끝난 후에도 풀리지 않아 신체적, 정신적 문제를 야기하는 만성적인 스트레스를 의미합니다.

Q 스트레스가 정신질환으로 이어질 수 있나요?

A 스트레스는 그 자체로 정신질환의 진단 기준은 아니지만, 우울증, 불안장애, 강박장애 등 다른 정신질환을 악화시킬 수 있습니다. 만약 스트레스 상황이 끝났음에도 불구하고 6개월 이상 지속적인 과도한 걱정이나 불안감을 느낀다면 전문가의 진단을 받아야 합니다.

Q 스트레스를 완화하는 방법은 무엇인가요?

A 과도한 불안과 긴장을 줄이는 가장 중요한 방법은 충분한 수면입니다. 또한, 스트레스에서 벗어나기 위해서 규칙적인 생활과 운동 등 계획대로 몸을 움직이는 것도 좋습니다. 가장 오래되고 효과 있는 스트레스 완화법 중 하나는 호흡법입니다. 천천히 호흡하면서 내면에 집중하는 것이 스트레스 완화에 도움이 됩니다.

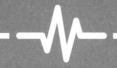

06

밤만 되면 도지는
'무릎 통증'

염증이 없는 통증에는 약 복용보다
보온 상태 유지가 중요하다

●

| 의학 자문 인용 |

이상훈 강동경희대병원 류마티스 내과 교수

"통증이 심각하게 계속된다면
병원에서 진료를 받고 약을 복용해야 하지만
단순하게 통증을 느끼는 정도로는
무릎 관절에 보온이 더 효과적이다."

● 낮에는 괜찮다가 밤에 자려고만 하면 무릎 통증이 도지는 관절염 환자들이 많다. 그럴 때는 자기 전에 따뜻한 물로 샤워를 하면 도움이 된다. 관절 부위는 낮은 온도에서 통증이 더 심해질 수 있기 때문이다.

이상훈 강동경희대병원 류마티스 내과 교수는 "무릎 관절은 약간의 활동을 하면 통증이 조금 없어지고 부드러워지는 경향이 있다"며 "통증이 생기는 원인은 여러 가지가 있겠지만 낮에 사용을 많이 했으면 저녁 때 통증이 생길 수 있다"고 말한다.

즉, 낮 동안 무릎을 사용할 때는 통증이 없다가 저녁이 되면서 무룹이나 근육 등 무리했던 곳들이 회복을 하는 과정에서 관절통이나 근육통이 심해질 수 있다는 것이다.

무릎 통증은 주로 관절염의 한 형태일 가능성이 높다. 하지만 부상으로 힘줄 또는 뼈와 관절 사이의 완충 역할을 하는 윤활낭에 염증이 생기는 경우 등 다양한 원인으로 발생한다.

| 무릎 통증 관절염에 좋은 습관 |

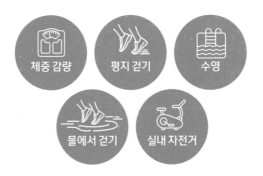

체중 감량 　평지 걷기 　수영 　물에서 걷기 　실내 자전거

관절염은 관절과 관련된 연골, 힘줄 그리고 관절의 마모 등으로 발생할 수 있다. 또 다른 관절염의 흔한 형태인 류머티즘 관절염의 경우에는 과민성 면역체계가 염증을 일으킨 상태다.

염증이 있거나 통증이 심각하게 계속된다면 병원에서 진료를 받고 약을 복용해야 한다. 단순하게 통증을 느끼는 정도라면 무릎 관절을 따뜻하게 관리하는 것이 더 효과적이다.

이 교수는 "온도를 좀 높여서 따뜻한 물로 샤워를 하거나 물로 씻을 경우 관절통이 많이 호전될 수 있다"고 조언한다.

만약 단순한 통증을 줄이기 위해 약을 먹을 경우 나프록센이나 이부프로펜 계열 항염증 진통제를 먹으면 된다. 그러나 혈액 희석제 등 다른 약물을 복용하고 있을 경우 내출혈 등 부작용의 위험이 있어 복약에 앞서 의사와 상담을 할 필요가 있다.

어르신들이 날씨가 흐려지거나 비올 때만 되면 귀신같이 알아차릴 수 있는 것도 일리가 있다. 무릎 통증은 자는 동안 호르몬 등 신경전달물질로 인해 통증이 더 심해질 수도 있지만 온도나 기압 등 날씨의 영향도 어느 정도 있기 때문이다.

무릎 관절은 몸 표면에 위치해 다른 체내 기관들에 비해 온도의 영향을 더 받는다. 외부 온도가 내려가면 관절 부위 온도도 같이 낮아진다. 그러면 관절 부위가 더 뻣뻣해지면서 통증이나 경직감이 더 느껴질 수 있다.

따뜻한 물로 샤워하거나 반신욕을 할 경우 관절이 어느 정도 부드러워지는 것처럼 느끼는 것도 바로 이런 이유 때문이다.

무릎 통증은 기압의 영향도 받는다. 관절에는 약간의 윤활액이 있는 공간이 있는데 이 공간은 관절 내 가장 표면에 있어 기압에 따라 관절에 가해지는 관절압이 변할 수 있다.

한번 다쳤던 조직은 예전처럼 완벽하게 회복하기 쉽지 않다. 뼈도 정상적으로 다 붙었고 검사상으로도 아무 문제가 없지만 몸 상태에 따라 통증은 느낄 수 있다.

이 교수는 "몸 컨디션이나 날씨가 안 좋은 경우 (예전에 다쳤던 곳에서) 통증을 느낄 수 있는데 신경이 약간 불편한 신호를 보내는 것"이라며 "실제 검사로는 알 수 없지만 통증이나 시큰거림 같은 걸 느낄 수 있다"고 설명한다.

관절통으로 다리를 쓰지 않으면 다리 근육이 약해져 다리가 가늘어지고 관절통이 더 심해질 수도 있다. 따라서 수영, 자전거 타기와 같이 무릎 관절에 충격이나 무리가 많이 가지 않는 선에서 운동을 하는 것이 좋다.

Q 낮에는 괜찮은데 밤에만 무릎 통증이 심해지는 이유는 무엇인가요?

A 낮에는 활동으로 인해 통증이 다소 마비되고, 저녁에는 무릎이나 근육 등이 회복 과정에서 통증이 심해지는 경우가 많습니다. 또한, 낮과 달리 밤에는 주변 온도가 낮아져 관절 통증이 더욱 심해질 수 있습니다.

Q 무릎 통증을 해소하는 방법은 무엇인가요?

A 따뜻한 물로 샤워하거나 찜질을 하는 등 관절을 따뜻하게 해주면 통증이 완화될 수 있습니다. 심각한 통증의 경우 나프록센이나 이부프로펜 계열의 진통제를 복용할 수 있습니다. 다만, 다른 약물을 복용하고 있는 경우는 반드시 의사와 상담 후 복용해야 합니다.

Q 날씨가 무릎 통증에 영향을 미치는 이유는 무엇인가요?

A 무릎 관절은 몸 표면에 위치해 다른 체내 기관들에 비해 온도의 영향을 더 받습니다. 외부 온도가 내려가면 관절 부위 온도도 같이 낮아져서 관절 부위가 더 뻣뻣해지면서 통증이나 경직감이 더 느껴질 수 있습니다. 무릎 통증은 기압의 영향도 받는데 관절에 약간의 윤활액이 있는 공간이 관절 내 가장 표면에 있기 때문에 기압에 따라 관절압이 변할 수 있습니다.

준비된 사람만 누릴 수 있는
100세 건강시대 4

| 성인병과 다이어트 |

1판 1쇄 인쇄 2024년 8월   7일
1판 1쇄 발행 2024년 8월 23일

지은이 뉴스1 편집국
펴낸이 이영섭
마케팅 윤성식, 박용석, 이석원, 이지민
책임편집 김정한
편집 최지향
웹디자인 이선정, 조현정, 홍예나, 이지윤
디자인 NURI
일러스트 양혜림, 윤주희

펴낸곳 뉴스1
출판등록 2017년 8월 18일(제 2017-000112호)
주소 (03160) 서울 종로구 종로47, SC빌딩 17층
전화 02-397-7000
이메일 webmaster@news1.kr

ISBN 979-11-961731-9-7 (13510)

Memo

Memo

Memo

Memo

Memo

Memo